5-7, rue de l'Ecole-Polytechnique, 75005 Paris

www.harmattan.com

ISBN : 978-2-343-11434-7
EAN : 9782343114347

Ambroise Paré

Chirurgien des soldats et des rois

(1510-1590)

Acteurs de la Science

Fondée par Richard Moreau,
professeur honoraire à l'Université de Paris XII
Dirigée par Claude Brezinski et Roger Teyssou

La collection Acteurs de la Science est consacrée à des études sur les acteurs de l'épopée scientifique moderne ; à des inédits et à des réimpressions de mémoires scientifiques anciens ; à des textes consacrés en leur temps à de grands savants par leurs pairs ; à des évaluations sur les découvertes les plus marquantes et la pratique de la Science.

Dernières parutions

Letizia JOUFFROY, *Bach et Händel, Deux musiciens illustres dans le noir, Les barbiers à l'aube de la chirurgie*, 2016.
Michel ROUFFET, *Mais comment en est-on arrivé là ? La terre de 4000 à 4,5 milliards d'années*, 2016
Roger TEYSSOU, *Jean Wier. Des dieux, des démons, des sorcières*, 2016.
Sofiane BOUHDIBA, *Pavillon jaune, Histoire de la Quarantaine, de la Peste à Ebola*, 2016.
François DEMARD, Pierre MANDRILLON, *Dans l'œil du cyclotron*, 2016.
Gilles GROS, *Pierre Fauchard, ce génie de l'épistémologie en art dentaire*, 2016.
Robert LOCQUENEUX, *L'électricité au Siècle des lumières. Nollet, Franklin & les autres*, 2016.
Jean PERDIJON, *Les physiciens sont-ils des intellectuels ? Petit traité (illustré) de culture physique*, 2016.
Francis WEILL, *Folie du monde et vertige des religions : mémoires d'un vieux médecin*, 2016.
Jean Dominique BOURZAT, *Une dynastie de serruriers à la cour de Versailles. Les Gamain*, 2016.
François TRON, *Maladies auto-immunes. Quand notre système de défense nous trahit*, 2015
Roger TEYSSOU, *Orfila. Le doyen magnifique et les grands procès criminels au XIXè siècle. El decano magnifico*, 2015
Gilles GROS, *Histoire et épistémologie de l'anatomie et de la physiologie en art dentaire, de l'Antiquité à la fin du XXe siècle*, 2015
Simon BERENHOLC, *L'Homme social, à son corps dépendant. Analogies comportementales entre les cellules biologiques et les sociétés humaines*, 2015.

Edouard Pélissier

Ambroise Paré

Chirurgien des soldats et des rois

(1510-1590)

L'Harmattan

Du même auteur

Aux Editions Odile Jacob

La brioche tue plus que le cholestérol, 2012

La vérité sur le sucre et les édulcorants, 2013

Les recettes scientifiques de la longévité heureuse, 2015

À Diane, Lila, Ariane et Arthur

Note

Les personnages et les évènements sont véridiques. Leur relation est à peine romancée pour donner vie aux faits bruts.

Quelques épisodes ne sont pas strictement authentiques, parce que l'on ignore ce qui s'est réellement passé.

Ainsi, on ignore la date exacte de la naissance d'Ambroise Paré qui se situe entre 1500 et 1510. La date de 1510 semble la plus probable.

On sait peu de choses de son enfance. Pour certains son père était coffretier, pour d'autres il était barbier, valet de chambre-barbier du comte de Laval. L'auteur a opté pour la première hypothèse.

On ne sait pas exactement si Ambroise Paré se trouvait effectivement auprès de Coligny la nuit de la Saint-Barthélemy. Selon une hypothèse il se serait trouvé auprès du roi. Paule Dumaître – historienne de Paré – fait état de deux témoignages affirmant qu'il était présent dans la chambre de l'amiral et qu'il s'en est enfui par les toits. C'est l'hypothèse adoptée par l'auteur, d'autant qu'elle confère plus d'attrait au récit.

Pour introduire le chapitre sur les monstres, qui passionnaient Ambroise Paré, l'auteur a choisi de lui en faire faire la description au jeune roi Charles IX, auquel on sait que Paré était très lié.

Personnages

Ambroise Paré

Né en 1500-1510, mort en 1590. Chirurgien engagé dans les armées de cinq rois successifs et chirurgien du roi des quatre successeurs de François Ier.

Jehanne Mazelin,

Epouse Ambroise Paré en 1541, meurt en 1573

Catherine Paré

Fille d'Ambroise et de Jehanne, née en 1560. Seule des quatre enfants du couple restée en vie. Sera mariée à François Rousselet, frère de Jacqueline Rousselet.

Jacqueline Rousselet

Deuxième femme d'Ambroise Paré. Née en 1556, épouse Ambroise en 1574. Elle aura six enfants dont deux survivront (Anne et Catherine).

Anne Paré

Fille de Jacqueline, née en 1575

Catherine Paré

Fille de Jacqueline, née en 1581

Jehanne Paré

Fille de Jehan, frère d'Ambroise, coffretier rue de la Hûchette, élevée par Ambroise et Jehanne à la mort de son père. Mariée par Paré à son élève Claude Viart.

Jacques Guillemeau

Chirurgien, élève d'Ambroise Paré

Nicolas Radanet

Procureur au parlement, voisin et ami.

Hilaire de Briou

Maître apothicaire et épicier, voisin et ami.

Jacques Lustin

Marchand de drap, voisin et ami.

Antoine de la Rue
Tailleur, voisin et ami.
François Ier
Roi de France (1494-1547)
Henri II
Son fils, roi de France (1519-1559)
Catherine de Médicis
Epouse d'Henri II, reine de France (1519-1589)
François II
Leur fils, roi de France (1544-1560)
Charles IX
Son frère, roi de France (1550-1574)
Henri III
Son frère, roi de France (1551-1589)
Henri IV
Leur cousin, roi de Navarre, roi de France (1553-1610)
Antoine de Bourbon
Père du précédent, roi de Navarre par son mariage avec Jeanne d'Albret.
Marguerite de Valois – la reine Margot
Fille d'Henri II et Catherine de Médicis, femme d'Henri IV.
Gaspard de Coligny
Seigneur de Châtillon, amiral de France (1519-1572)
François de Lorraine
Deuxième duc de Guise, prince de Joinville, dit le balafré (1520-1563)
Henri de Lorraine
Troisième duc de Guise, fils de François (1550-1588)
Charles de Lorraine
Duc de Mayenne, frère du précédent (1554-1611)
Charles Quint, (de Habsbourg)
Empereur romain-germanique (1500-1558)
Philippe II
Son fils, roi d'Espagne (1527-1598)
Emmanuel-Philibert, Duc de Savoie
Allié de Charles Quint (1553-1580)

Sommaire

1. L'Hôtel-Dieu

En cette mi-décembre glaciale de l'an 1590, le vieux chirurgien des rois est occupé à relire et annoter à la plume dans la marge, son dernier livre *Les œuvres d'Ambroise Paré* , la somme de ses publications, imprimé voilà cinq ans, avec privilège du roi Henri III, orné d'un sonnet de son ami Pierre Ronsard.

Installé près de la cheminée, réchauffé et éclairé par un grand feu, dans lequel chaque bûche ajoutée par une servante provoque une crépitante et bienfaisante reprise de flamme, il est assis dans un confortable fauteuil à oreillettes, qui lui permet d'appuyer sa tête de côté pour reposer son cou lorsqu'elle lui pèse trop. C'est que le vieil homme est très affaibli. L'hiver est très rigoureux cette année, la bise souffle depuis des jours, les rues sont bordées de congères et il faut dégager la neige à la pelle devant les porches. Par la fenêtre on voit la Seine charrier des plaques de glace et au loin, les prés tout blancs sous un ciel gris.

Ce froid terrible et inhabituel qui sévit depuis plusieurs jours vient parachever l'œuvre de la famine, qui a déjà affaibli les Parisiens du mois d'avril à la fin août, lorsque le nouveau roi Henri IV a décidé d'assiéger Paris pour forcer le peuple à le laisser entrer dans sa capitale, bien protégée par ses remparts, tenue par la Ligue et gouvernée par le Conseil des Seize, qui refusaient de lui ouvrir les portes en raison de son appartenance à la religion réformée.

Soudain, le vieil homme dans son fauteuil est terrassé par une douleur terrible qui lui traverse la poitrine du côté opposé au cœur. La douleur excruciante, qui s'exaspère à chaque inspiration lui coupe le souffle. Puis saisi de violents frissons, il se met à trembler de tous ses membres, si fort qu'il entend ses dents claquer sans pouvoir les contrôler. Il tente d'appeler, mais sa voix ne porte pas assez et il demeure ainsi jusqu'à ce qu'une servante venue nourrir le feu entre – c'est Louison. Effrayée par le visage livide du maître de maison, par sa blancheur cadavérique qui contraste avec les lèvres bleues et par le tremblement incessant qui agite son corps, elle appelle sa maîtresse.

La jeune épouse d'Ambroise Paré, Jacqueline, entre alors dans la chambre en courant.

— Que vous arrive-t-il mon ami ? Vous voilà tout tremblant !

Ambroise parvient à articuler quelques mots hachés par le tremblement :

— M'amie ! Une douleur très forte au côté droit qui m'empêche de respirer.

— Mais qu'est ce tremblement incessant qui vous secoue comme un arbre dans la tempête ?

— C'est la fièvre, ma douce.

— Que souhaitez-vous que nous fassions ? Vous savez mieux qu'aucun d'entre nous.

— Aidez-moi à me mettre au lit et couvrez-moi bien, je meurs de froid.

On mande le valet Alphonse et on aide, non sans mal car il a encore une solide carcasse, le vieil homme à se mettre dans le lit tout habillé, puis on accumule plusieurs couches de couvertures sur lui. Il respire difficilement, il continue à trembler, son regard se voile, il voit les murs de la chambre tourner comme un tourbillon, puis sa conscience se brouille, il parle, il délire.

Il se revoit enfant dans l'échoppe paternelle à Bourg Hersant, près de Laval, au bord de la Mayenne, allant d'un établi à l'autre, parlant avec les ouvriers qui s'affairent à construire les coffres ou à faire les éléments de sellerie que son père fabrique et vend. Tel découpe des pièces de bois en forme de rectangle ou de carré, pour faire les côtés d'un coffre, tel autre assemble des lattes de bois pour former un couvercle courbé. Plus loin, un autre est occupé à sculpter des décorations dans le bois, alors que son voisin peint une scénette bucolique pour un luxueux coffre de mariage. Un autre encore, coud du cuir à l'aide d'une forte aiguille courbe enfilée d'une solide ficelle poissée.

Le jeune Ambroise s'enivre des odeurs de bois, de cuir et de colle. Il observe les ouvriers, leur façon de faire, il enregistre leurs gestes précis, il les mémorise, il s'en imprègne et avec quelques découpes de cuir et une chute d'aiguillée il s'exerce à coudre. Cela lui semble d'abord difficile, car le cuir est dur, l'aiguille tenue dans la pince force à y pénétrer, puis il comprend que c'est la rotation du poignet qui donnant à l'aiguille une trajectoire courbe facilite sa pénétration dans le cuir. Il ne l'oubliera pas.

Son père est un homme sérieux, appliqué et honnête, mais peu bavard, sa mère est belle, aimante et douce avec ses enfants, tout en exerçant son autorité sur la maisonnée. On vit au-dessus de l'échoppe. La famille n'est ni riche ni pauvre, la boutique marche bien, le père est un artisan reconnu, on a deux servantes, on est bien vêtus de bon drap et bien nourris et dès les premiers frimas le feu brûle toute la journée dans la grande cheminée. Jehan, le frère aîné est apprenti dans la boutique et il se prépare à devenir aussi coffretier comme le père.

Parfois, on va rendre visite à l'autre frère plus âgé, nommé aussi Jehan, qui est établi maître barbier-chirurgien à Vitré à une douzaine de lieues que l'on parcourt en une demi-journée avec la charrette à chevaux. A Vitré, le jeune Ambroise observe attentivement le frère aîné dans ses œuvres, qui coupe, incise, suture, réduit les fractures et les luxations. Ambroise lui donne parfois la main autant que l'aîné le permet. L'enfant n'est pas maladroit et surtout il est très observateur. Il se met en mémoire les actes du barbier-chirurgien. Il admire la précision du geste pour planter la lancette dans une veine et faire couler le mauvais sang noir qui empoisonne le malade. Il admire l'habileté à redresser en tirant dans le bon sens un membre fracturé ou une épaule luxée. Il admire ce frère auréolé du prestige que confère le savoir et plus encore le pouvoir de soigner. Les clients de son père le payent bien pour son travail, les bourgeois font preuve de la politesse que l'on échange d'égal à égal, les paysans lui donnent des marques de respect encore plus fortes, tenant leur bonnet à la main, mais les gens de robe ou d'épée ne se découvrent pas et le traitent parfois de haut, même s'ils le payent bien.

Avec Jehan c'est différent. Tous les clients du chirurgien, même les nobles, adoptent une attitude respectueuse ; ils sont reconnaissants parce que la maladie fait peur et que le chirurgien détient le pouvoir de soigner. La seule faveur qu'il accorde aux plus riches ou aux nobles est d'aller les traiter à leur domicile. Ambroise l'admire autant pour le soulagement qu'il apporte à ses semblables, que pour le respect et l'admiration que ceux-ci lui témoignent. C'est ici que naît sa vocation. Il sera chirurgien !

Entre ensuite en scène le chapelain Orsoy, de Laval, chez qui le père a placé Ambroise pour apprendre le latin, indispensable pour devenir docteur ou même simplement chirurgien. Le père et le chanoine négocient le montant de la pension. Orsoy demande trop, le père insiste pour payer moins cher et finalement les deux hommes trouvent un accord. Mais il s'avérera que le chapelain s'estimant insuffisamment honoré fera passer plus de temps à Ambroise dans le jardin à bêcher, désherber, arroser ou à soigner sa mule, qu'à étudier. Ambroise ne saura pas le latin.

Le rêve de devenir chirurgien s'étant éloigné à jamais avec le latin, on décida de permettre à Ambroise de réaliser au moins partiellement son ambition. Il serait placé en apprentissage chez un barbier. Faute d'être docteur il pourrait tout de même soigner son prochain, mais plus modestement. Lorsque Jehan aura terminé son apprentissage et aura ouvert une boutique de coffretier à Paris, rue de la Huchette, non loin du pont Saint-Michel, il accueillera Ambroise qui partira à Paris se placer dans un office de barbier.

Et voilà notre jeune provincial parti pour la capitale. Le voyage en charrette avec un groupe de marchands a pris quelques jours. Arrivé à Paris, le jeune Ambroise franchit les portes de la ville, muni pour tout viatique de son balluchon qu'il traîne sur l'épaule et d'une bourse qui ne contient que quelques pièces. Ayant répondu aux questions des gens d'armes qui gardent la porte Saint-Germain, il progresse à pied vers le centre de la ville, par les rues étroites où le jour pénètre peu entre les encorbellements qui se touchent presque, sautant le ruisseau central où l'on déverse toutes sortes de saletés – les eaux salles comme les reliefs de nourriture et les pots de chambre – s'enquérant auprès des passants de la direction pour la rue de la Huchette.

Il est autant émerveillé par le dédale des rues qui s'entrecroisent, alors qu'il n'y avait qu'une rue à Bourg-Hersant et guère plus à Laval, que surpris par leur saleté et par l'agitation de la foule qui les peuple. Il est effrayé par les cavaliers qui déboulent sans crier gare, par les charrettes qui occupent toute la largeur de la rue, obligeant les piétons à se coller le dos au mur pour les laisser passer, et par le nombre de mendiants d'infirmes, de faux infirmes, de voleurs et de coupe-jarrets qui harcèlent le passant inconnu.

Ambroise séjourne quelques jours rue de la Huchette chez son frère Jehan, pendant lesquels il parcourt les rues de Paris à la recherche d'une boutique à l'enseigne du bassin, où l'on voudra bien de lui comme apprenti. Chemin faisant, il admire les grands édifices de la capitale, les dizaines d'églises et de couvents que l'on découvre presqu'à chaque angle de rues, la formidable forteresse du Châtelet, le palais du Louvre siège du pouvoir royal, la Sainte Chapelle avec la dentelle multicolore de ses vitraux et la haute cathédrale de Notre Dame, richement décorée de statues et de gargouilles, sans compter toutes les églises consacrées à des saints différents, les couvents entourés de hauts murs où résident moines et nonnes et les beaux hôtels des nobles. Il visite plusieurs boutiques, il est éconduit dans presque toutes avant qu'un maître barbier que son apprenti vient de quitter, daigne le prendre à son service.

Le nouvel apprenti passe tous ses jours et ses nuits dans la boutique du maître barbier. Il y apprend et il y vit. Mais il y vit mal. Mal nourri des reliefs de la famille, de potages trop clairs et de restes de viandes recuites et racornies. Mal logé dans un galetas, où il crève de froid en hiver et de chaud en été, dormant sur une paillasse infestée de vermine, ayant pour toute literie une vieille couverture crasseuse qui exhale les odeurs corporelles de ses prédécesseurs.

Le maître barbier ne se donne pas la peine de lui enseigner quoi que ce soit. Il le traite plutôt comme un domestique à qui il fait exécuter les tâches subalternes. Levé avant l'aube, Ambroise prépare le matériel pour la matinée de travail du maître, s'assure que tout est en place et que les rasoirs et les lancettes sont bien affutés. Il lui arrive aussi d'avoir à faire la barbe à un travailleur matinal, qui tinte à la porte avant que le maître soit levé. Dans la journée l'apprenti, dès qu'il a appris à faire les gestes les plus simples, frise des perruques et fait la barbe. Il assiste le maître aux opérations courantes, la saignée, l'incision des abcès, l'ablation des bosses, ou le pansement des ulcères.

Après un maigre souper, pris en compagnie des servantes, il balaie les cheveux et les poils qui jonchent le sol, il lave les bassins et les rasoirs souillés de sang et de pus, il remet de l'ordre dans les médicaments, les pots de poudres, de potions et d'onguents, les bocaux contenant des plantes, des champignons colorés, des crapauds et des serpents séchés et surtout il prend grand soin des précieux flacons contenant la thériaque ou le vif-argent. Il ne faudrait pas en casser un, vu le prix qu'ils coûtent. Le seul plaisir dont il est gratifié chaque jour est de humer les senteurs que dégagent les plantes médicinales. Pour les identifier et les reconnaître, chaque soir en remettant en ordre les bocaux, il ouvre les flacons, hume les parfums et s'efforce de se mettre en mémoire leur couleur et leur odeur.

Il apprend tout de même en donnant la main au maître et en observant comme il sait le faire naturellement. Il tend la lancette au bon moment, avec laquelle le maître, d'un geste vif et précis incise la peau et la veine du bras pour faire couler une pinte de sang et il tient en bonne place le bassin sous le coude, pour recueillir le sang noir qui s'écoule en flot continu. Il tient aussi le bras du patient pour éviter qu'il ne bouge au moment où le barbier plante la lancette et lorsque le patient à qui on a retiré une ou deux pintes de sang est trop pâle il l'aide à se lever du fauteuil et à s'asseoir sur le banc. Après quoi, il ira vider le bassin dans la rigole centrale de la rue et rincer à l'eau la lancette et le bassin. Il recueille le pus qui coule de l'abcès que l'on incise, il étanche le sang qui coule lorsque le maître extirpe avec les ongles une bosse du cuir chevelu, sur laquelle il a tracé au rasoir une incision en croix, et parfois il est autorisé à appliquer lui-même un emplâtre et confectionner un bandage sur un ulcère chronique.

Les journées s'éternisent, elles n'ont pas de fin, car il y a toujours un retardataire qui se présente à la nuit tombée, après une journée de travail aux champs. Couché le dernier, Ambroise est le premier levé. Il n'y a pas de temps pour l'étude. De toute façon le maître ne possède que quelques livres et il ne les prête pas. La formation de ses apprentis lui importe peu. Pour lui ce ne sont que de petites mains qu'il utilise sans aucun souci de leur formation. Il y a bien quelques cours donnés par les médecins de la faculté, très tôt, vers cinq heures du matin, avant que tout le monde entame la journée de travail. Encore faut-il que le maître barbier donne l'autorisation de s'absenter pour y assister et que ce soit un des rares jours où le cours n'est pas donné en latin, mais en français par quelque docteur compatissant.

Ambroise ne se satisfait pas de cette situation. Il a soif d'apprendre et il a plus d'ambition. Il a conscience que l'on peut apprendre plus et mieux que dans cette boutique. Il n'y restera pas très longtemps. Il voudrait aussi pouvoir lire des livres. Il ne pratique pas le latin, mais il sait que l'on a publié récemment la traduction en français de l'œuvre de Guy de Chauliac – *Guidon en Françoys* – et du traité de chirurgie de Jean de Vigo – *Vigo en Françoys*. Il faut qu'il trouve le moyen d'accéder à cette connaissance.

Rien n'arrête le jeune Ambroise dans sa quête de savoir et il va parvenir bientôt à ses fins en entrant à l'Hôtel-Dieu, ayant sollicité toutes les protections que pouvaient lui apporter les notables de Laval. L'apprentissage à l'Hôtel-Dieu se fait sur le tas. La petite troupe d'apprentis chirurgiens et d'apprentis barbiers dans laquelle il se fond, se débrouille comme elle peut pour grappiller des bribes de savoir, car les deux chirurgiens du Châtelet en charge de l'Hôtel-Dieu ne se préoccupent pas particulièrement de leur enseignement. C'est surtout auprès des sœurs qui assurent les soins aux malades, que l'on apprend à reconnaître les signes des maladies et à les soigner, entre les rangées de lits alignés côte à côte dans les quatre grandes salles de malades, aux extrémités desquelles se trouve un autel pour qu'ils puissent assister à la messe qui y est célébrée chaque jour. Chaque lit accueille une, deux ou trois personnes selon qu'il y a ou pas abondance de malades et de blessés. Cependant, pour respecter les bonnes mœurs une salle est réservée aux femmes.

Dans ces lieux on côtoie toute la misère du monde. Certains, décharnés, n'ont plus que la peau sur les os. Elle est tellement fine qu'entre les joues creuses et les orbites excavées, elle se colle si étroitement sur les parties osseuses qu'elle en dessine tous les reliefs et moule même la forme des quelques dents qui restent sous les joues. Ils ne se nourrissent plus, ils ne vont pas tarder à être rappelés à Dieu. Il en est qui vomissent de façon incessante, souvent par terre parce qu'ils n'ont plus la force de saisir à temps le seau destiné à cet effet. D'autres ne cessent de vider leurs entrailles dans le vase qui est posé à côté du lit lorsqu'ils en ont la force ou le temps, sinon sous eux dans leur paillasse. On passe devant des hommes ou des femmes cloués sur leur paillasse par une fracture appareillée au moyen d'attelles en bois et de bandages. Certains crient leur souffrance et réclament à boire ou à manger ; criant qu'on les oublie. Il y a ceux qui délirent en claquant des dents lors des accès de fièvre récurrents et ceux qui délirent parce qu'ils ont perdu la raison, qui déambulent en gesticulant, en monologuant ou même en vociférant entre les rangs de lits.

C'est dans ces grandes salles que tout se passe. Les sœurs aidées des filles blanches – des jeunes filles qui se destinent à entrer en religion – distribuent de l'eau, des tisanes, des médecines et des écuelles de soupe, en même temps qu'on vide les bassins et les seaux. On panse les plaies et les ulcères qui baignent dans le pus et la sanie. L'air que l'on respire est empesté de l'odeur de pourriture. Les frères administrent l'extrême-onction à ceux dont tout donne à penser qu'ils ne passeront pas la nuit et chaque matin, deux hommes de basse extraction emportent les corps de ceux que Dieu a rappelés à lui.

Paré vit dans cet univers dantesque de l'aube au coucher du soleil et il ne s'en éloigne guère la nuit, étant logé sur place. Chaque matin que Dieu fait, réveillé au chant du coq, il est suffoqué par l'odeur de pourriture qui saisit dès que l'on entre dans les salles. En petit provincial habitué à respirer l'air frais de sa Mayenne natale, il déteste cette atmosphère, mais la passion d'apprendre et l'amour de la connaissance qui l'animent, lui permettent de surmonter ses appréhensions. Comme les autres apprentis, c'est en observant, en écoutant et en donnant la main aux sœurs et aux chirurgiens qu'il apprend.

La compétition est rude entre les apprentis, pour participer à un soin ou à une opération. En effet, les deux chirurgiens du Châtelet font leur visite des salles tôt le matin, avant de se rendre au Châtelet, puis à leur boutique en ville. Ils ont la charge des soins, mais ils n'ont cure d'enseigner. Ce n'est pas la mission qui leur a été impartie par le prévôt et qui plus est, ils ne sont pas pressés de voir de nouveaux concurrents ouvrir boutique en ville.

Ils passent de lit en lit, examinent rapidement les malades, prescrivent des potions, des pommades, des emplâtres, des régimes ou des clystères, qui seront administrés par la sœur qui a les malades en charge. Ils sont suivis par la petite troupe d'apprentis agglutinés, qui jouent des coudes pour être au plus près du chirurgien et entendre ce qu'il dit. Les chirurgiens font les pansements des plaies et des ulcères, incisent des phlegmons, ôtent des bosses, refont des bandages et surtout pratiquent des saignées. Beaucoup de saignées. C'est le geste le plus pratiqué par les chirurgiens, car la saignée permet d'évacuer le sang corrompu qui cause la maladie, comme le clystère évacue les humeurs viciées par la voie intestinale. Les opérations se font au lit du malade. Les proches voisins commencent par regarder avec curiosité, puis la plupart, lorsqu'ils voient le sang jaillir et qu'ils entendent le pauvre malade hurler de douleur, détournent les yeux et se bouchent les oreilles.

Les chirurgiens opèrent très vite, avec dextérité, afin de réduire au minimum le temps que dure la douleur des pauvres malades, mais ils se préoccupent peu d'expliquer ce qu'ils font aux apprentis. C'est en étant au bon endroit au bon moment que l'on se donne une chance de bien voir, ou mieux de participer en aidant le chirurgien. C'est en tenant le bassin sous le coude du malade pour recueillir le sang que l'on apprend où il faut piquer pour ouvrir la veine sans risquer de blesser l'artère ou les nerfs qui sont proches, comment il faut tenir la lancette, quelle force il faut lui imprimer pour traverser la peau à coup sûr sans aller trop profond. Autant de détails que l'apprenti doué d'un bon sens de l'observation comme Ambroise enregistre et mémorise.

Le jeune apprenti se débrouille bien, il a su gagner la confiance des sœurs et des frères qui l'introduisent auprès des chirurgiens pour les aider à opérer. Il assiste, il tient les écarteurs qui réclinent les bords de l'incision pour permettre au chirurgien de bien voir, il aide de son mieux le chirurgien. Il apprend vite et bientôt on l'autorise à pratiquer lui-même de petites interventions. Ainsi par un hiver très froid le chirurgien lui abandonne le nez gelé à amputer de trois patients. C'est la première véritable opération qu'il pratique lui-même.

On ouvre aussi les corps des défunts pour tenter de comprendre de quoi ils sont morts. Ambroise ne se prive pas de cette façon d'apprendre ; il est assidu à la morgue. Lorsqu'un chirurgien décide d'ouvrir le corps d'un malade décédé sans diagnostic précis, ou lorsqu'un corps est amené sur ordre du lieutenant criminel pour connaître les causes d'une mort suspecte, Ambroise est présent pour prêter assistance au chirurgien. Ainsi, il apprend dans le même temps, les causes des maladies et l'anatomie. Très vite il sait comment procéder pour ouvrir un corps et il est autorisé à pratiquer lui-même la dissection des cadavres de pauvres bougres que personne ne vient réclamer et qui sont destinés à la fosse commune, au cimetière des Innocents.

Contrairement à ses collègues apprentis qui font souvent la fête dans les tavernes et les bordels des rues voisines et qui ont du mal à se lever le matin, le jeune Paré, levé au chant du coq arrive très tôt à la salle des malades, même s'il lui arrive aussi de s'être laissé entraîner à faire la fête avec les autres. Ce n'est pas un ange, il sait aussi faire la fête, mais le matin il est le premier à pied d'œuvre. C'est par la pratique qu'il apprend, en bon petit paysan habitué à observer. Il n'assiste pas souvent aux cours qui sont donnés dès cinq heures le matin par les docteurs de la faculté, destinés aux étudiants en médecine, car ils sont faits en latin et il n'y comprend pas grand-chose. Il assiste seulement de temps à autre, aux quelques cours que des médecins compatissants dispensent en français, à l'intention des apprentis barbiers.

A ce régime, au bout de trois ans d'Hôtel-Dieu, le jeune apprenti a accumulé assez de connaissances pour passer avec succès l'examen de maître barbier. Cependant, il ne s'y présente pas. L'examen coûte cher, il faut payer un droit, puis organiser une réception pour le jury et les notables et Ambroise n'en a pas les moyens. En outre, le jeune homme est plutôt tenté par l'aventure. Il va donc chercher à partir en campagne, il voyagera, il verra du pays et en plus il va se perfectionner sur le terrain. Il sera plus excitant de suivre les armées et de traiter les blessures de guerre, que de faire chaque jour des saignées et pire encore des barbes et des perruques.

La solidarité provinciale ayant encore une fois joué, Ambroise est introduit par des relations de Bretagne auprès du seigneur de Montejean de Sillé et de Beaupréou, en son hôtel parisien. Un noble ayant des attaches bretonnes, et un vaillant capitaine, fort estimé du roi François Ier, qui a joué un rôle actif dans les négociations ayant abouti au rattachement de la Bretagne à la couronne de France. Le prince reçoit fort aimablement son jeune compatriote. Il n'a pas de chirurgien, car la plupart préfèrent la sécurité de la boutique aux risques des campagnes militaires, et il est séduit par ce jeune homme entreprenant et courageux, qui n'hésite pas à préférer l'aventure et les dangers de la guerre à l'ennuyeuse sécurité d'une boutique de barbier. Il l'engage.

2. L'huile de petits chiens

Lorsque l'accès de fièvre se calme, Ambroise rouvre les yeux et reprend ses esprits. Il sourit à sa femme qui se tient assise près du lit. Elle lui rend son sourire, tentant de masquer son anxiété. Elle est encore si jeune et si belle ! Elle n'a que trente-quatre ans.

— Comment vous sentez-vous mon Ami ?

— Mieux M'amie ! Je n'ai plus froid, mais la douleur au côté droit me taraude toujours. Répond-il haletant.

— Vous êtes couvert de sueur ! Tenez, buvez cette eau citronnée. Cela vous fera du bien.

— Merci M'amie répond-il en tendant vers le verre une main qui ne tremble plus.

— A quoi songez-vous ? Je vois votre regard tout soudain perdu vers le lointain.

— Je pense au bonheur que vous avez apporté dans cette demeure lorsque nous nous sommes mariés. Tout était si triste depuis que ma première femme Jehanne nous avait quittés le 4 novembre 1573, me laissant seul avec ma chère Catherine, alors âgée seulement de treize ans. Le seul des quatre enfants que m'avait donné Jehanne qui ait vécu !

— La petite Catherine. Elle a bien grandi. A présent c'est une femme. Voilà déjà neuf ans que vous l'avez mariée à mon frère François. Il y avait aussi Jehanne, la fille de votre frère coffretier, que vous aviez adoptée au décès de ses parents.

— Lorsque nous nous sommes mariés nous deux, le 18 janvier 1574, moins de trois mois après le décès de Jehanne, tout a changé. Si jeune, vous avez apporté avec vous la joie de vivre dans la maison et nous nous sommes aimés comme deux tourtereaux.

Le vieil homme reprend son souffle, puis il demande :

— S'il vous plaît ! Faites-moi porter une infusion.

Jacqueline se lève, va à la porte, appelle, et peu après Louison apporte l'infusion sur un plateau d'argent. Ambroise boit le breuvage brûlant à petites gorgées, puis regardant par la fenêtre :

— J'aime cette belle demeure que j'ai acquise en 1559, ayant quitté la maison de la Vache, que j'ai donnée à ma nièce Jehanne.

— Pour ma part j'apprécie que nous soyons dans le même quartier, à deux pas de la maison de ma mère, dans notre chère paroisse de Saint-André-des-Arcs.

— J'aime la grande entrée et le jardin qui donne sur le quai des Augustins et que l'on voie la Seine des fenêtres de notre chambre.

— Et l'enseigne des Trois-mores ! C'est plus élégant que la maison de la Vache ! Dit-elle, faisant rire le vieux conseiller du roi.

Mais bientôt le vieil homme recommence à claquer des dents. Jacqueline se lève tout soudain de son siège, lui prend les mains et crie : « Ambroise mon Ami que se passe-t-il ? Ne me quittez pas ! »

Mais Ambroise s'évade à nouveau.

Il la voit la camarde. Elle est là, tapie dans l'ombre d'un angle de la chambre, mais il la voit tout de même. Elle est semblable aux squelettes dont il a tant de fois étudié la constitution, armée de sa faux, dardant un regard menaçant de ses yeux fulgurants enchâssés dans les cavités orbitaires du crâne. Cependant, elle ne brandit pas la faux, elle se tient simplement appuyée sur elle. Ce n'est donc pas pour tout de suite.

Alors Ambroise la fixe du regard. Il ne la craint pas. Il l'a combattue tant de fois à l'Hôtel-Dieu et sur les champs de bataille ! Elle a remporté bien des victoires, mais lui aussi en a retiré plus d'un de ses griffes, au moins pour un temps – des jeunes et des vieux, des hommes et des femmes, des riches et des pauvres, des princes et des soldats. Il sait bien qu'elle aura le dernier mot, la camarde, mais il ne baisse pas les bras. Pas tout de suite. Il la regarde en face.

Alors, elle pour lui faire peur, s'entoure d'une armée de vérolés, tous contaminés par cette maladie contre nature que l'on contracte par des attouchements charnels immoraux. Ils sont tout pareils à la manière dont le chirurgien les a décrits dans ses ouvrages. Nus et menaçants, criant, hurlant et se lamentant, ils sont horribles comme dans un de ses derniers livres, le *Traité de la peste, de la petite vérole et rougeole, avec une brève description de la lèpre.*

Couverts de pustules à la tête et au visage, le nez rongé par le mal, la peau du corps couverte de plaques rouges et de nodosités, les articulations déformées par la carie des os. Ils n'ont plus de poil sur la tête. Certains parlent Renaud et renvoient ce qu'ils boivent par le nez parce qu'ils ont un trou dans le palais. Il y en a qui marchent tordu parce qu'ils ont des paralysies et même d'autres qui ont carrément perdu la raison. Et tous – hommes et femmes – exhibent sans pudeur leur sexe rongé par d'horribles ulcères, hurlant de douleur quand ils tentent de pisser.

Quant à ceux dont la maladie est la plus avancée, ils ont perdu la vue, l'ouïe et les esprits. Ils crient, se lamentent et demandent grâce à Dieu qui leur a baillé la maladie pour les punir de leur lascivité et de leur concupiscence. Mais il est trop tard, car le virus chemine dans tout le corps, infeste la masse du sang et corrompt toutes les humeurs. Tout ce que l'on peut pour eux est de tenter de les soulager avec le vif-argent, mais on ne peut guérir ce mal diabolique.

Puis, aux vérolés viennent se joindre les ladres. Ils sont tous vêtus été comme hiver d'une longue robe noire surmontée d'un capuchon, ornée d'un insigne rouge en forme de cœur ou de croix, qui permet aux braves gens de les reconnaître et de s'en garder, et ils portent leur cliquette pendue au cou, qu'ils doivent faire sonner en permanence, comme le leur a ordonné le prévôt, après avis des médecins, afin que l'on soit informé de leur présence et que l'on se tienne éloigné d'eux. Ils portent aussi accrochés au cou, leur écuelle et leur gobelet en bois, ainsi qu'une cuiller et un couteau qui leur ont été remis pour leur permettre de survivre, car ils ne vivent que d'aumônes et ne trouvent refuge que dans les maladreries.

Le vieux chirurgien les voit comme il les a décrits dans ses livres. Ils sont repoussants, leur crâne est totalement chauve parce qu'ils ont perdu leurs cheveux, leurs oreilles sont grosses et épaisses, de forme arrondie parce qu'elles sont en partie détruites par la lèpre. Ils ont le front ridé comme celui des lions, les narines larges, le nez rongé par le mal, déformé, détruit en partie ou parfois en totalité comme s'il avait fondu. Les yeux ronds et le regard fixe. Les lèvres enflées, les gencives ulcérées, la langue noire et épaissie, leur bouche exhalant une haleine puante, ils ont la voix enrouée et le souffle court.

Leurs doigts, leurs orteils et leur nez sont détruits et s'en vont par morceaux, comme rongés par une vermine. Certains doigts ou certains orteils ont même totalement disparu. Qui plus est, les ladres sont cauteleux, malins, trompeurs, voire parfois menaçants, et la chaleur interne qui les brûle, fait qu'ils recherchent en permanence la compagnie des femmes. Ce qui les rend dangereux pour celles qui viendraient à croiser leur chemin étant seules.

Par association d'idées, Ambroise revoit ce mendiant, qu'il avait vu à Angers en 1525, qui avait séparé le bras du corps d'un pendu, puis l'avait attaché à l'intérieur de son manteau et le laissait dépasser de sa manche, alors qu'il cachait son vrai bras sous son vêtement. De sorte que les passants impressionnés par la lividité cadavérique du bras qu'il donnait à voir, plaignaient ce pauvre homme, qui ne pouvait pas travailler pour gagner sa vie et lui faisaient l'aumône. Il advint qu'une fois le bras vint à se détacher et tomba à terre. Le mendiant se précipita alors pour le ramasser à deux mains. Mais comme il y avait du monde sur la place où il quémandait, certains l'avaient vu. Alors, furieux d'avoir été trompés si grossièrement, ils le dénoncèrent. L'imposteur fut arrêté par les gens d'armes et condamné par le magistrat à porter durant deux jours le bras attaché par un lien autour du cou, pendant devant sa poitrine, puis à être banni de la ville. Certes ce n'était pas un ladre, mais il ne valait guère mieux.

Et cette grosse cagnardière de Vitré, démasquée par son frère Jehan, le maître chirurgien-barbier, qui feignait d'avoir un chancre à la mamelle et demandait l'aumône à la sortie de l'église, exhibant un sein d'où coulait un horrible mélange de matière rougeâtre mêlée de blanc. Jehan pris de doute en raison de sa bonne mine qui contrastait avec ce chancre bien avancé en gravité la dénonça au magistrat qui autorisa le barbier à l'examiner. Il constata qu'elle avait placé dans son aisselle, une éponge imprégnée d'un mélange de sang de bête et de lait, qui s'écoulait sur son sein par un petit tuyau de sureau.

Elle fut interrogée par le magistrat, reconnut la supercherie et déclara que c'était son gueux qui l'y avait poussée. Lui-même étant accoutumé de quémander en exhibant un horrible et vaste ulcère de la jambe, tout sanglant, qu'il se fabriquait avec une rate de bœuf qu'il attachait à sa jambe. Le gueux ne fut point trouvé, mais la pute fut fouettée avec la corde à nœuds, avant d'être bannie de la ville.

Il y eut aussi ce mendiant dont l'artifice fut découvert également par Jehan. Il s'était fait un visage horrible en y collant de petits boutons peints en rouge. On le croyait si malade qu'on lui donnait volontiers. Le barbier qui avait l'œil suspecta la supercherie, conduisit de force le mendiant au magistrat et fit la preuve de la mystification en lui lavant le visage. Comme ce magistrat était particulièrement sévère, l'imposteur fut condamné à recevoir le fouet trois semaines de suite, avant d'être banni. La foule en colère, qui avait dû lui donner beaucoup, hurlait et encourageait si fort le bourreau que le mendiant finit par mourir sous les coups.

Puis il y a les bûchers. Ambroise revoit cette procession du dimanche 21 janvier 1535 organisée par l'archevêque, suivie par le roi François Ier accompagné de ses trois enfants, allant à pied, tête nue, un cierge de cire blanche à la main, entraînant tout le peuple de Paris à chanter prières et cantiques à la gloire de Dieu. Et le point d'orgue de la cérémonie, le bûcher dressé en place de Grève, sur lequel sont brûlés six hérétiques.

Ils sont amenés jusqu'au lieu du sacrifice debout sur des charrettes, le crâne rasé, vêtus d'une simple robe blanche maculée du sang des blessures qui leur ont été infligées par la torture. Chacun à tour de rôle ils sont attachés, les mains dans le dos aux poteaux qui se dressent sur l'estrade entourée d'un grand amas de bois sec. Les prêtres les conjurent d'abjurer leur religion, en échange de quoi ils auront le privilège d'être étranglés avant que l'on mette le feu au bois, et de la sorte ils échapperont à la souffrance du bûcher. Mais tous refusent. Certains ne répondent pas et ne cessent de prier, d'autres crient que seule leur religion est la vraie et que Dieu punira leurs bourreaux. Alors l'archevêque fait un signe au bourreau, les flammes jaillissent, une grande gerbe de feu s'élève, l'odeur de chair brûlée empuantit l'atmosphère. Une grande clameur monte de la foule assemblée qui approuve le sacrifice, alors que les hérétiques endurent en silence la douleur de la brûlure mortelle.

Puis la même procession organisée à l'occasion de l'entrée royale dans Paris de son fils et successeur Henri II en 1549, avec le même horrible sacrifice d'hérétiques.

Et le massacre des Vaudois – hommes, femmes, enfants et vieillards – par une véritable expédition militaire, qui détruisit leurs villages dans le Luberon en 1545, en raison de leur religion hérétique. Paré n'en a pas été le témoin oculaire, mais il en a tellement entendu relater l'histoire, qu'elle s'est gravée en sa mémoire, comme s'il y avait participé. Il aurait pu y être, car après tout, l'année suivante il était aux armées et il avait participé au siège de Boulogne.

*

Bientôt la camarde disparaît avec ses hordes de vérolés, de ladres et de gueux et Paré se revoit partant en guerre avec les troupes du maréchal de Montejean. Chevauchant à la suite du maréchal, après les officiers, accompagné de l'homme qu'on lui a attribué comme assistant, qui marche à côté de la mule chargée du bagage et surtout des sacs contenant les instruments de chirurgie, les bandages, la charpie et les médicaments achetés avec le subside que le maréchal a attribué à cet effet au jeune barbier-chirurgien. Derrière, viennent les fifres, les tambours et les trompettes, jouant des airs martiaux assourdissants, amplifiés par la résonnance entre les murs des maisons, puis les oriflammes et la troupe constituée des gens d'armes à cheval, de plusieurs compagnies de fantassins recrutés dans diverses provinces et de lansquenets suisses et allemands, suivie des canons trainés par des chevaux et des mules chargées de munitions et de provisions. La tête du convoi a déjà quitté

Paris par la porte Saint-Jacques, que les derniers sont encore à la Bastille. Le jeune homme est tout excité à l'idée de l'aventure qu'il s'apprête à vivre. Il ne peut imaginer ce qui l'attend réellement.

On est en 1537. Les hostilités entre le roi de France François Ier et l'empereur Charles Quint ont repris en 1536, quelques années après la paix signée à Cambrai en1529. En juillet 1536 Charles Quint a franchi les Alpes avec l'intention d'envahir la Provence. Le maréchal Anne de Montmorency a d'abord décidé d'éviter l'affrontement direct en rase campagne et pour dissuader les impériaux d'occuper le pays, il recourt à la politique de la terre brûlée. Les soldats français détruisent tout en Provence, les récoltes, le fourrage, les fours, les moulins. Les puits sont empoisonnés en y jetant des grains et les troupes se retranchent dans les places fortes.

C'est pendant cet été 1536 que survient la mort du dauphin François. Le roi est arrivé à Valence en août. Le dauphin décide de le rejoindre en quittant Lyon. Peu avant Tournon, à l'issue d'une partie de paume jouée par grande chaleur il est en sueurs, et son écuyer Montecucculi lui apporte un verre d'eau glacée pour le désaltérer. Malheureusement le soir le dauphin se trouve mal. Simple malaise pense-t-on au départ. Mais il meurt au bout de quatre jours. On accuse alors Montecucculi de l'avoir empoisonné. Comment en effet peut-on imaginer qu'un jeune homme en pleine santé puisse mourir d'avoir bu un verre d'eau trop fraîche, même étant en sueur ? On soupçonne l'écuyer d'être un traître aux ordres de Charles Quint. Il est soumis à la question, il avoue – qui peut résister à la torture ? – et il subira le châtiment des régicides, puisqu'il a ôté la vie du futur roi de France. Il sera écartelé deux mois plus tard.

Les courtisans, hommes et femmes et les ambassadeurs, assis sur des gradins en bois que l'on a installés pour l'occasion, encadrent la loge royale dans laquelle ont pris place le roi, la reine et les enfants royaux. Montecucculi est trainé au sol par des chevaux jusqu'au lieu du châtiment royal. Le bourreau brûle les mains du régicide au fer rouge, lui arrachant des hurlements de douleur insupportables. Puis le bourreau et ses assistants attachent les quatre membres du supplicié à de solides cordes qui sont elles-mêmes attachées à quatre puissants chevaux. Des soldats fouettent alors de toutes leurs forces les chevaux, qui hennissent furieusement, se cabrent et tirent si violemment dans les quatre directions, que les quatre membres sont arrachés du corps du malheureux.

La foule hurle et applaudit. On coupe la tête du cadavre et on la dresse sur une pique, puis les six parties du corps désarticulé sont portées en divers points des portes de la ville pour y être exposées, afin que nul n'ignore ce qui advient aux régicides.

*

Le marquis Del Vasto, lieutenant général de Charles Quint, occupant plusieurs places fortes en Savoie, François Ier décide finalement d'attaquer. L'armée est placée sous les ordres de Montmorency et Montejean a été nommé par le roi capitaine général des gens de pied. Sa troupe rejoint la Savoie en passant par Lyon. Le voyage se fait partie par la route, partie par voie d'eau sur la Saône.

On a franchi le mont Cenis par les sentiers muletiers, puis on a dévalé la pente à la rencontre de l'ennemi et c'est au pas de Suse qu'a lieu la rencontre. Les Espagnols bloquent le passage du défilé ; ils ont construit des fortifications et des tranchées. La bataille est rude, le combat est sanglant. Les hommes des deux camps entraînés par leurs chefs s'affrontent en hurlant, avec acharnement et cruauté.

L'artillerie prépare d'abord le terrain en pilonnant au canon. Lorsque les boulets, font éclater les têtes, explosent les cages thoraciques et ouvrent les ventres, les chirurgiens ne peuvent le plus souvent que constater les dégâts. Lorsqu'ils arrachent les membres, les chirurgiens doivent amputer pour sauver la vie des malheureux blessés.

Après que l'artillerie a fait son œuvre de déblayage des deux côtés, c'est au tour des hommes à pied de s'affronter. En hurlant pour se donner du courage et pour effrayer les défenseurs, les Français partent à l'assaut des tranchées et des fortifications des Espagnols. Ce sont alors les épées, les piques, les flèches et les balles tirées par les arquebuses qui entrent en scène. Elles font plus de blessés que les boulets qui tuaient plus souvent, et les chirurgiens ont encore plus de travail.

Ambroise Paré qui suit la piétaille et en partage les risques ne peut que panser les plaies de ceux qui sont encore en vie, ou amputer les membres à moitié arrachés qui ne tiennent plus que par quelques lambeaux de muscles ou de ligaments. Il coupe à vif, à l'aide du couteau courbe, d'un geste aussi rapide que possible, puis il doit sectionner l'os à la scie. Il faut faire vite, afin de limiter tout autant la douleur que la perte de sang, avant que l'hémorragie n'emporte l'homme *ad patres*. Lorsqu'il n'ampute pas, il fouille les plaies pour en ôter les balles et il extrait les flèches fichées dans les muscles. Tout se fait à vif, aussi rapidement que possible pour limiter la douleur, car on ne peut donner au blessé que de l'alcool à boire pour en atténuer la perception.

Sur une plaie du thorax, d'où s'écoule un sang rouge vif et mousseux, faisant un bruit de forge à chaque mouvement respiratoire, on ne peut que poser un pansement serré. Pour une plaie de la tête, on ne peut qu'ôter la cervelle qui sort du crâne, comme le blanc coagulé d'un œuf dont la coquille a éclaté en cuisant, et souhaiter que Dieu fasse le reste. Et lorsque le boulet a ouvert le ventre, créant une plaie béante par où l'intestin sort et s'étale sur le sol, on ne peut rien faire du tout.

La hargne des Français finit par l'emporter et à la fin de la journée les Impériaux sont défaits. Ceux qui sont encore assez valides pour échapper à leurs poursuivants se réfugient dans le château. Celui-ci se dresse perché sur une petite montagne et la progression des assaillants, sous une pluie de flèches et de balles d'arquebuse est particulièrement meurtrière. Nombre d'entre eux sont fauchés dans leur course. Paré et les autres chirurgiens, manches retroussées, couverts de sang de la tête aux pieds, s'affairent tout le jour.

En fin de journée la place forte est prise, les Espagnols sortent en brandissant le drapeau blanc. Certains sont faits prisonniers, mais nombre d'entre eux parviennent à fuir et se réfugient au château de Villane, qui n'est pas très éloigné.

Montmorency ne veut pas laisser cette enclave ennemie en arrière de la progression des troupes françaises sur la route de Turin et décide donc de prendre la place. Il met le siège et somme les Espagnols de se rendre, mais ceux-ci fidèles à l'empereur refusent : « nous sommes aussi bons et fidèles serviteurs de l'Empereur que pourrait être Monsieur le Connétable, du roi son maître ».

Or le château perché sur un piton rocheux et difficile d'accès est bien défendu et la progression s'avère difficile et périlleuse. On fait alors monter de nuit, par les Suisses et les lansquenets, à force de bras et de cordages, deux canons destinés à faire une brèche dans la muraille. Mais par malheur, un canonnier met accidentellement le feu à un sac plein de poudre à canon, ce qui entraîne de graves brûlures à une douzaine de soldats et provoque la formation d'une immense gerbe lumineuse, qui illumine la nuit et permet aux Espagnols de localiser l'emplacement des canons. Alors ils ripostent en bombardant toute la nuit de milliers de coups d'arquebuse, provoquant un grand nombre de blessés et de morts.

Cependant, les deux canons ont tout de même permis de faire une brèche dans les fortifications. Au lever du jour les hommes à pied attaquent et après un combat acharné ils finissent par pénétrer dans la brèche et prendre la place forte. Morts et blessés ne se comptent pas et les chirurgiens ne cessent de panser et d'amputer.

Après les fantassins, ce sont les cavaliers qui entrent dans la forteresse, piétinant les morts, mais aussi les blessés qui hurlent leur douleur sans que les cavaliers s'en émeuvent le moins du monde. Tous les Espagnols sont massacrés, les survivants sont passés par le fer malgré leurs supplications, la cour du château est inondée par des rivières de sang. Le capitaine et l'enseigne pris vivants sont étranglés et pendus sur les créneaux des portes de la ville pour l'exemple. Seule est rescapée une jeune, belle et blonde Piémontaise, « qu'un grand seigneur voulut avoir pour lui tenir compagnie la nuit, de peur du loup-garou ».

Paré à la recherche d'un abri pour son cheval et pour la mule de son homme avec tout son matériel de chirurgien, entre dans une étable. Il y découvre quatre cadavres et trois soldats blessés et défigurés par une explosion. Ils sont assis par terre, adossés au mur. Leur visage est boursoufflé et déformé, la peau est carbonisée par places, leurs lèvres et leurs paupières sont collées, fusionnées comme si elles avaient fondu sous l'effet de la chaleur, les rendant aveugles et muets.

Entre alors un vieux soldat qui demande au chirurgien s'il y a un espoir de les sauver. Paré lui répond tristement que malheureusement il ne peut plus rien pour ces pauvres malheureux. Alors le vieux soldat sort son coutelas et d'un geste net et sans violence, leur tranche la gorge, l'un après l'autre. Comme le chirurgien lui en fait reproche, le soldat lui répond que si cela lui était arrivé à lui, il aurait souhaité que quelqu'un lui fît de même pour abréger ses souffrances.

A la fin du combat Paré, suivi de son homme qui porte instruments et médicaments, parcourt le champ de bataille, qui résonne des cris et des plaintes des survivants, alors que l'air est empuanti de l'odeur du sang, de la fumée et de la poudre. Dans l'enchevêtrement des corps allongés, les chirurgiens se guident sur les cris, allant vers ceux qui encore en vie méritent qu'on tente de les sauver ou de les soulager. Les manches retroussées, les mains et les avant-bras engluantés de sang poisseux, Paré ampute à tour de bras, panse les plaies provoquées par les arquebuses, tente d'ôter les balles logées dans les chairs et de retirer les pointes de flèches lorsqu'elles n'ont pas tué.

Le jeune barbier, frais émoulu de l'Hôtel-Dieu où il n'a pas eu l'occasion d'observer tel carnage, étant « bien doux de sel » comme il dit lui-même, s'applique à faire comme il l'a lu dans le traité de Jean de Vigo et comme font les chirurgiens plus chevronnés de la troupe : cautériser les plaies par arme à feu à l'huile bouillante.

On fait bouillir de l'huile de sambuc dans un vase en métal, on y trempe une tente faite de charpie et on la tasse ainsi bouillante dans la plaie en prenant mille précautions pour ne pas se brûler les doigts. Manœuvre cruelle qui ajoute à la douleur de la blessure une douleur encore bien plus intolérable, qui fait hurler et tomber dans les pommes les soudards les plus endurcis. Pour expliquer la gravité des blessures par arme à feu, bien plus considérable que celle des flèches ou des piques, on considère, en effet, qu'aux conséquences de la force d'impact et de la chaleur de la balle ou du boulet, s'ajoute l'action du poison contenu dans la poudre. Vigo a écrit que ces plaies sont empoisonnées par la poudre. C'est pourquoi on les cautérise avec de l'huile de sambuc bouillante, puis on en rapproche un peu les berges et on laisse dans la plaie une tente de charpie ou un drain pour aider à l'évacuation de la sanie et de la suppuration qui ne manquera pas de survenir.

Le carnage a été tel que bientôt le jeune barbier manque d'huile. Il doit improviser. Il prépare ce qu'il nomme un « digestif » fait d'un mélange de jaune d'œuf qu'il se procure sur place, d'huile rosat et de térébenthine qu'il a encore dans ses réserves. Il fait ainsi une sorte de crème onctueuse qu'il applique sur les chairs à vif.

Paré est anxieux. Il a dérogé aux préceptes établis, alors qu'il manque totalement d'expérience et il se demande s'il a bien fait – mais il ne pouvait faire autrement –, s'il ne va pas provoquer des complications plus graves que la blessure, surtout si les blessés qu'il a traités de cette façon ne vont pas mourir empoisonnés. Il n'en dort pas. Enroulé dans sa couverture à même le sol, il se réveille à maintes reprises malgré l'intense fatigue de ces journées au cours desquelles il a été sur la brèche sans discontinuer. Dès le petit jour, il sort de sa couverture et se précipite, pour voir comment vont ses blessés, et notamment ceux qui n'ont pas bénéficié de l'huile bouillante et de ses effets contre le poison de la poudre.

A sa grande surprise il constate d'abord qu'ils sont en vie, qu'ils n'ont pas été tués par le poison. Ils sont même mieux que les autres, moins fébricitants, ils ont les traits moins marqués, peut-être parce qu'ils ont moins souffert. Défaisant les pansements, il constate que leurs plaies sont plus propres, plus belles, alors que celles des blessés qui ont été traités à l'huile bouillante ont un aspect grisâtre de tissus mortifiés par la brûlure. Les chairs entourant la blessure sont à peine rouges chez les premiers, alors que celles des seconds sont grises, enflées et boursouflées de cloques. Force est de constater que le « digestif » a provoqué une réaction moins violente que l'huile bouillante, sans pour autant exposer à l'empoisonnement. Il se pourrait donc que la vénénosité de la poudre soit une vue de l'esprit.

Au vu de cette constatation, contre le dogme établi, Paré décide qu'à l'avenir il n'utilisera plus l'huile bouillante. Ainsi, de façon bien involontaire, du fait des nécessités de la guerre, dès sa première expérience sur le champ de bataille, le jeune barbier qui ne sait pas le latin, mais qui sait observer, fait faire un progrès considérable à la chirurgie. C'est aussi pendant cette campagne qu'il pratique pour la première fois une amputation du coude pour sauver un blessé qui a eu le bras déchiqueté par un boulet. Une opération qu'il n'avait évidemment jamais vu pratiquer à l'Hôtel-Dieu.

*

Puis il revoit les petits chiens que l'on a précipités vivants dans l'huile bouillante et leurs cris de douleur lui font mal.

C'est que resté à Turin avec les armées de François Ier jusqu'à la mort de Monsieur de Montejean en 1539, pendant cette période où la paix alterne avec les combats et les escarmouches, Paré ne cesse de dispenser ses soins et d'étudier. Il n'est pas totalement satisfait de son « digestif » pour le traitement des plaies, il cherche à le perfectionner et comme il a l'esprit curieux il s'informe de ce que font les autres. C'est ainsi qu'il apprend qu'un chirurgien de Turin dispose d'une huile qui ferait merveille dans les plaies par arquebuse. Il s'arrange pour le rencontrer et de là il ne cessera de lui faire la cour pour obtenir la formule de cette huile.

Mais l'Italien résiste. Il ne veut pas divulguer son secret de fabrication, de crainte de perdre le bénéfice de son exclusivité, qui lui vaut une belle clientèle. Paré ne se décourage pas. Faisant tout ce qui est en son pouvoir, il ne cesse de l'inviter et de lui offrir des présents. Ce n'est que lorsque le Français lui annonce qu'il va s'en retourner chez lui à la mort du maréchal de Montejean que le chirurgien turinois accepte de lui dévoiler son secret. Encore faut-il que Paré s'engage à ne le divulguer à personne. Le français promet, mais comme il dit « il promet de parole et non de volonté, parce que tels secrets ne doivent pas être ensevelis en terre ». Autrement dit, il considère qu'il n'est pas véritablement engagé par son serment, car le bien commun importe plus que tout et même plus que la parole donnée.

Le chirurgien italien le mande alors se procurer deux petits chiens – deux charmants petits chiots de quelques jours que l'on retire à leur mère alors qu'ils sont en train de téter – une livre de vers de terre, deux livres d'huile de lys, six onces de térébenthine et une once d'eau de vie.

Paré étant revenu avec tous ces ingrédients, l'Italien commence par chauffer l'huile sur le feu, puis il y jette les deux chiots tout vivants, qui hurlent et se débattent pendant quelques minutes avant de mourir, et il les fait cuire jusqu'à ce que la chair se détache des os. Dans le même temps, il fait mourir les vers de terre dans du vin blanc pour en débarrasser la terre contenue dans leur intestin et il les fait cuire dans l'huile. Après quoi, il passe le tout dans une serviette en la serrant modérément, et enfin il ajoute au filtrat la térébenthine et l'eau de vie.

Ayant divulgué sa recette à Paré, il lui fit jurer une nouvelle fois de garder le secret à son tour. Mais Paré s'empressa d'en divulguer la formule dès son retour en France, pour le bien de ses semblables.

Au seuil de la mort, le vieil homme est plus sensible que ne l'était le jeune chirurgien et il a du mal à supporter le martyr des petits chiens. Mais en ces temps, la cruauté était banale et en médecine elle était même un ingrédient de l'efficacité des recettes. Plus les recettes avaient un caractère extraordinaire, plus elles avaient de chances d'être efficaces. On préconise le sang de dragon, la poudre de licorne, le mercure, l'antimoine. On applique le cul d'une poule d'Inde sur les piqûres de bêtes venimeuses et on lui ouvre et ferme le bec en alternance pour en aspirer le venin. On fend le ventre de volailles ou de petits chiens ou de petits chats vivants et on les applique sur une zone malade pour soulager ou guérir. Et comme la recette ne fait effet que tant que le corps de l'animal sacrifié est chaud, on renouvelle plusieurs fois l'opération en sacrifiant à chaque fois un nouveau petit animal.

La cruauté est banale en un temps où l'on s'entretue gaillardement, où la mort violente fait partie du quotidien, où l'on donne le fouet pour une peccadille, où l'on coupe la langue, les oreilles, le nez ou la main des voleurs. Où l'on soumet à la question pour faire avouer – et tout le monde avoue sous la torture –, où l'on égorge, où l'on décapite, où l'on pend, où l'on purifie les sorcières par le feu et où l'on écartèle un écuyer parce qu'on le suspecte sans aucune preuve d'avoir empoisonné le dauphin.

3. Le balafré

Lorsque Paré reprend ses esprits, sa femme Jacqueline n'est plus là. Elle est partie prendre quelque repos. C'est sa fille aînée Catherine qui est à son chevet, la seule qui ait vécu, des quatre enfants que lui avait donnés Jehanne. Elle se penche vers lui :

— Bonjour Père !

— Bonjour, ma fille ! Je suis bien aise de te revoir sur mon lit de mort, car notre dispute pesait bien lourd sur ma conscience.

— Comment vous sentez-vous Père ? Votre côté vous fait-il moins souffrir ?

— Non, ma fille, j'ai toujours aussi mal. Chaque inspiration m'arrache le poumon. C'est comme si on me donnait un coup de poignard à chaque fois.

— Voulez-vous bien manger quelque chose ? Il faut prendre des forces pour résister à la fièvre.

— Un peu de bouillie d'orge me suffira. Je n'ai guère faim.

Catherine appelle Louison et bientôt celle-ci revient avec un plateau portant une écuelle en argent fumante et une tasse d'infusion. La fille aide le père à s'asseoir dans le lit en lui plaçant un gros oreiller dans le dos. Il pousse sur ses mains pour s'asseoir en faisant la grimace.

— Tenez Père, cela vous fera du bien. Dit-elle en lui tendant la bouillie.

— Merci ma fille ! Ta présence réchauffe mon cœur en train de perdre sa chaleur naturelle. Sache que j'éprouve grand remord à t'avoir chassée de la maison pour des histoires d'héritage.

— Vous êtes tout pardonné Père ! Ces choses appartiennent au passé.
— Je n'aurais pas du me ranger trop facilement du côté de Jacqueline. Elle m'a procuré beaucoup de bonheur, mais en cette affaire, je comprends maintenant qu'elle n'était pas toute blanche, tentant d'accaparer une partie de ce qui te revenait.
— C'est pourquoi, avec mon mari, nous avons cru légitime de défendre nos intérêts.
— En fait, tu n'as jamais vraiment accepté qu'elle entre chez nous si tôt après le décès de ta mère.
— Enfin Père ! Elle n'avait que cinq ans de plus que moi et elle vous accaparait complètement !
— Il faut me comprendre ! J'étais tellement malheureux après la mort de ta mère ! Je ne pouvais demeurer seul et je pensais aussi qu'une nouvelle femme à la maison ramènerait la gaité pour moi comme pour vous.
— Lorsque vous reveniez de vos nombreuses campagnes, vous vous précipitiez dans ses bras, plus que vous ne me preniez dans les vôtres !
— J'en prends conscience au soir de ma vie et je t'en demande pardon !
— Voyez-vous Père, je crois que Jacqueline était plus soucieuse de ses intérêts que du bonheur de notre famille. Je la soupçonne même de ne pas avoir suscité mon mariage avec son frère François Rousselet, sans arrière-pensée.
— J'ai il est vrai, fait preuve de faiblesse par souci d'avoir la paix dans le foyer.
— Vous avez eu le contraire !
— Je te demande pardon ma fille !
— Vous voilà pardonné Père ! Mais je ne promets pas que ni moi ni François mon mari, cesserons de faire valoir nos droits, bien qu'il soit le frère de Jacqueline.

— Nous avons été heureux avec ta mère, dans la petite maison que j'occupais alors proche du pont Saint-Michel puis rue de l'Hirondelle.
— Je ne me souviens que de la maison de la Vache, rue de l'Hirondelle, avant celle-ci.
— Bien évidemment ! Tu es née en 1560 et nous avons acquis la maison de la vache en 1550. Elle avait appartenu à tes grands-parents maternels, qui y vivaient lorsque nous nous sommes mariés. Nous ne sommes arrivés dans la maison actuelle, la maison des Trois-mores qu'en 1559.
— Comment était votre première maison ?
— C'était une petite maison modeste, toute proche du pont Saint-Michel, comme pouvait s'offrir un jeune barbier revenant de la guerre et commençant seulement à ouvrir boutique. Mais elle était solide. Elle a résisté à l'ébranlement provoqué par le choc d'un bateau qui en 1547 précipita dans la Seine le pont Saint-Michel, avec les maisons qu'il portait.
— Quand vous y êtes-vous installé ?
— A mon retour de la campagne du Piémont, en 1539. Après que le Maréchal de Montejean fut mort à Turin d'une jaunisse. Monsieur d'Annebaut qui lui succédait me demanda de rester son chirurgien, mais je déclinai son offre, car j'avais envie de rentrer à Paris, de revoir ma famille et de retrouver du temps pour l'étude. En outre, il n'y avait pas entre nous la relation d'amitié que j'avais nouée avec Montejean. Je faisais partie du cercle de ses amis et j'étais souvent invité chez lui – moi le petit barbier chez le baron de Fougères ! Je m'en revins à Paris dans la suite de Madame de Montejean et depuis elle m'a toujours témoigné de l'amitié. Elle a même accepté d'être la marraine de ton petit frère Ambroise en 1576, qui pour mon grand malheur ne survécut que quelques mois.

Mais bientôt les claquements de dents reprennent fort, le vieil homme ferme les yeux et laisse retomber sa tête sur la poitrine. Catherine appelle. Louison et Alphonse accourent. On retire les oreillers, on allonge le malade, on ajoute une pelisse sur les couvertures que l'on remonte jusqu'au cou et on jette des bûches dans le feu. Et Paré s'évade à nouveau.

Il est invité par Sylvius, de son vrai nom Jacques Dubois, mais si célèbre qu'on lui a attribué un nom latinisé, comme il est d'usage pour les savants. Il est lecteur du roi en médecine. Le professeur à la faculté, le grand anatomiste, qui étudie l'anatomie du cerveau, a invité le barbier inculte à dîner chez lui, en sa maison de la rue Saint-Jacques. C'est que les gens de guerre ont largement rapporté les exploits du barbier à la cour où il a la réputation d'un excellent chirurgien de guerre, dévoué, courageux, qui a soulagé et guéri nombre de soldats et de capitaines et qui traite les plaies par armes à feu avec de meilleurs résultats qu'on ne le faisait jusqu'à présent. Et sa réputation a franchi les limites de la cour.

Sylvius vit dans une grande demeure, il est riche, il fait payer cher ses avis. On dîne dans des couverts en argent, mais d'un repas frugal, car il est aussi avare que riche. On visite le grand bureau tout tapissé de livres en latin et en français et le salon d'anatomie encombré de squelettes, de pièces de dissection et de bocaux contenant des cerveaux. Beaucoup de cerveaux. C'est le sujet de recherche du savant qui laissera même son nom à certaines structures du cerveau.

Sylvius s'enquiert auprès de Paré de son opinion sur les plaies par hacquebutes et les brûlures faites par la poudre à canon, puisque la faculté considère depuis que Vigo l'a écrit dans son traité, que la gravité des plaies provoquées par les projectiles des armes à feu et la poudre, provient du fait qu'ils sont empoisonnés. Le barbier répond au savant docteur qu'à son avis la poudre n'est pas empoisonnée, car elle ne contient aucune substance connue pour être vénéneuse – logique ! Il se trouve même que les reitres allemands l'utilisent comme médicament. Ils la mettent dans du vin pour la boire et ils la saupoudrent aussi sur les ulcères.

Paré ne se fait pas prier pour raconter ses exploits et donner son opinion et le professeur est séduit par cet esprit libre et créatif, peut-être précisément parce que ne sachant pas le latin, il n'a pas été marqué par les textes des anciens. Sylvius lui conseille de mettre par écrit sa méthode de traitement des plaies de guerre. Alors Paré va passer son diplôme de barbier-chirurgien, en même temps que son ami Thierry de Héry, ouvrir boutique et se mettre à l'écriture – en Français. Pour vivre, il va faire des saignées à domicile pour les malades que lui confie Sylvius et il pratique aussi la dissection pour le maître, avec son ami Héry.

*

Puis Paré se voit au siège de Perpignan. En 1542 les hostilités entre François Ier et Charles Quint reprennent. L'empereur a attaqué au nord. Le roi riposte. Il envoie une armée aux Pays-Bas et une autre dans le Roussillon contre les positions espagnoles pour faire diversion. Paré doit repartir en campagne et cette fois il est attaché à un autre grand seigneur de Bretagne, Monsieur de Rohan.

Il doit partir à course forcée pour se rendre au siège de Perpignan tenu par les Espagnols et assiégé par le dauphin. La chevauchée est tellement rude qu'il fait étape à Lyon « pissant le sang ». Arrivé sous les remparts de Perpignan il panse les plaies, il extrait les balles et il ampute à nouveau.

Un jour on vient le chercher sous la tente où il opère les soldats. Monsieur de Brissac, colonel des gens de pied, celui que l'on nomme à la cour « le beau Brissac » tant il est valeureux et fier, est blessé. Il a reçu un coup d'hacquebute près de l'omoplate en s'opposant courageusement à une tentative de sortie des Espagnols.

On l'a ramené sous sa tente et plusieurs chirurgiens s'affairent à tenter d'extraire la balle sans y parvenir. Tel fouille la plaie avec une sonde métallique sans succès, tel autre tente à son tour avec un autre instrument, un troisième venu à la rescousse fouille avec une pince, alors qu'un autre l'aide en écartant de son mieux les berges de l'orifice avec des érignes. Brissac en grand seigneur et fier soldat serre les dents sans broncher, mais la balle reste introuvable. Les chirurgiens en concluent qu'elle a pénétré plus profond dans le corps et qu'on ne la retrouvera pas.

Alors Brissac a fait appeler Paré, le barbier dont tous les soldats vantent les mérites. Le barbier est inquiet. Il se dit que si plusieurs chirurgiens groupés n'ont pas trouvé la balle, il a peu de chances de la trouver. Il réfléchit. Si la balle avait pénétré profondément à ce niveau, elle serait dans le poumon et le blessé devrait manifester de la gêne à respirer et cracher du sang ; ce qui n'est pas le cas. Elle n'a donc pas dû pénétrer.

Il demande au chef de guerre de se mettre debout dans la position où il était lorsqu'il a été frappé. Brissac se dresse sur ses jambes en faisant la grimace, mais sans se plaindre. Paré examine la plaie et considérant la position que le blessé dit avoir eue lors de l'impact, déclare devant les chirurgiens goguenards que la balle doit se trouver plus loin que son point d'entrée. Entouré des chirurgiens qui le regardent de haut, il cherche la balle en palpant soigneusement les chairs du dos et il la trouve. Elle est palpable sous le muscle en un point proche de l'épine dorsale, au niveau duquel la peau est livide, à plusieurs pouces du point d'entrée. Le coup a été tangentiel, comme Paré l'a conclu en comparant la position du soldat à la disposition des combattants. La balle a cheminé dans les chairs et s'est logée à distance de son point d'impact. Le barbier-chirurgien incise à ce niveau et saisit facilement la balle avec une pince à bec de corbin de sa conception, à la stupéfaction du groupe de chirurgiens vexés. Cette action lui vaudra encore plus de considération dans les armées et aussi à la cour, car Brissac est un chef de guerre estimé à qui le dauphin a dit ce jour-là en l'embrassant que « s'il n'était dauphin il voudrait être Brissac » tant il s'était montré brave. Cependant, par la même occasion Paré s'est fait aussi des jaloux et des ennemis.

Paré revoit sa panoplie d'instruments étalée devant lui comme il en avait l'habitude pour opérer. Il a conçu divers instruments pour faciliter l'ablation des projectiles. Tous sont dentelés pour bien saisir la balle, car autrement du fait de sa rondeur, elle glisse entre les mâchoires de la pince et échappe. Leur nom est inspiré de la forme du bec des oiseaux. Bec de corbin avec un angle modéré entre le manche articulé et les mâchoires, bec de grue avec un angle plus marqué et des branches plus longues, bec de canne avec une extrémité plus large et arrondie, bec de lézard avec des branches courtes évoquant la gueule d'un reptile, bec de perroquet court et avec un angle très marqué, bec de cygne qui fait avec le manche une double courbure.

Il a aussi fait fabriquer un tire-fond, qui comporte une sorte de vis passant dans un tube creux, qui se visse dans la balle, lorsque celle-ci impactée dans l'os ne peut être saisie par une pince. Des dilatateurs qui servent à écarter les lèvres de la plaie et des sondes de différente longueur qui permettent de repérer le contact avec l'objet métallique, et sont munies d'une extrémité arrondie en boule pour éviter de blesser. Il a fait aussi divers outils compliqués, notamment des trépanes, qui facilitent la trépanation. C'est grâce à ces instruments qu'il a conçus avec son sens pratique, se souvenant de la façon de faire des ouvriers de son père, qu'il fait progresser la chirurgie.

Un jour, à la suite d'une dispute, un soldat assène un coup de hallebarde sur la tête d'un autre et Paré constate que la lame a pénétré dans le cerveau, qu'elle a fendu en deux jusqu'en son centre. Pourtant le soldat reste debout et ayant été pansé s'en retourne à ses quartiers sur ses deux jambes. Le chirurgien lui mande un prêtre, car il le sait condamné. Pourtant, le lendemain le soldat est toujours en vie et demande à être encore pansé par Paré. Celui-ci refuse, par crainte que le blessé ne lui claque dans les mains, sachant la gravité de sa blessure, car un tel accident lorsqu'il survient est cause de désagréments, pour ne pas dire plus pour le chirurgien.

Cependant, au bout de trois jours l'homme est encore en vie. Il revient sur ses deux jambes vers Paré et lui propose sa bourse pleine pour payer les soins. Le chirurgien commence d'abord par refuser, puis sur l'insistance de l'entourage qui lui prête plus de pouvoirs qu'il n'en a, il finit par accepter de refaire le pansement. Alors, l'homme est pris de convulsions et meurt sur le champ. Paré ne touche pas à la bourse, considérant qu'il n'a pas rendu de véritable service au malheureux et que son contenu pourra aider la famille du mort. Mais le prêtre qui l'accompagne la prend, lui, en faisant valoir qu'il dira des messes pour l'âme du défunt ! La résistance de l'homme est inimaginable, tout autant que sa cupidité.

Après Perpignan on était accourus dans le Nord, à Maroilles, puis il avait fallu courir en Bretagne, à Landerneau, car le roi d'Angleterre Henri VIII passé du côté de Charles Quint envoyait une flotte pour débarquer. François Ier avait dépêché les comtes de Rohan et de Laval qui étant bretons, s'adjoindraient plus facilement l'aide de la population. Paré suivait Rohan. On avait disposé des troupes et des canons en grand nombre et variété dans tous les forts – canons, doubles canons, bastardes, mousquets, couleuvrines et autres. Le tocsin sonnait à toute volée.

Lorsque la flotte anglaise apparaît, Paré est en admiration devant le spectacle qu'il voit pour la première fois, de cette forêt de voiles qui voltigent sur la mer en grand nombre et en bon ordre. Les bateaux approchent de la terre. Le débarquement est imminent, le combat va être meurtrier, tout le monde à terre est à son poste, l'artillerie est prête à riposter, quand soudain les navires font demi-tour et s'éloignent. Les Anglais ont renoncé devant l'importance du dispositif de défense. Pour une fois ce fut une belle promenade.

Place alors aux festivités, groupes de jeunes filles dansant et chantant en breton, festins et joutes traditionnelles. Les hommes forts s'affrontent à la lutte, à la corde et au lancer de troncs d'arbres. C'est au cours de ces jeux qu'a lieu un combat entre un petit homme fort et trapu qui est déjà sorti vainqueur de plusieurs combats dans la journée et un grand gaillard nommé Dativo, maître d'école de son état, connu pour être un grand lutteur. Les deux hommes se tiennent par le collet, se poussent l'un l'autre, les pieds s'entrecroisent furieusement, chacun cherchant à déséquilibrer l'autre. Et tout soudain le petit trapu se baisse sous le grand Dativo, le fait basculer sur son dos et l'envoie valser en l'air. Le grand retombe lourdement sur le dos, mais il se relève aussitôt, vexé et furieux des rires et des sarcasmes qui fusent de l'assistance.

Les deux hommes se saisissent à nouveau au collet. Le petit breton recommence son jeu de jambes, mais Dativo se laisse alors tomber brutalement de tout son poids sur lui, puis il lui assène un violent coup de coude au creux de l'estomac. Après quoi il se relève et s'en va fier de son exploit, alors que le petit homme trapu reste au sol. On l'entoure, on se penche sur lui, on l'examine, on le tâte et on dit qu'il est mort. Alors Paré qui assistait aux jeux avec les militaires, s'approche, l'examine, constate qu'il n'a plus de pouls et confirme que l'homme a rendu l'âme. Pour connaître la cause de cette mort provoquée si facilement par le grand Dativo, il va ouvrir le cadavre et constater la présence de sang en abondance dans le ventre et le thorax. Le géant, d'un coup de coude avait éclaté la rate du petit breton.

*

En 1544, vers la fin de l'été, Paré est envoyé au siège de Boulogne. Les Anglais tiennent Calais et Henri VIII qui a fait alliance avec le Saint Empire, voudrait profiter de ce que les armées françaises ont déjà fort à faire sur plusieurs fronts avec Charles Quint, pour prendre Boulogne. Le duc de Norfolk attaque Montreuil et le duc de Suffolk met le siège devant Boulogne. Siège qui va durer environ deux mois, à l'issue desquels la ville capitulera. Les combats sont rudes. Paré échappe de peu à un boulet qui lui siffle aux oreilles.

Pendant les combats, le jeune et téméraire François de Lorraine, comte d'Aumale, prince de Joinville, le futur duc de Guise, qui par défi a levé sa visière, reçoit un coup de lance à la face et s'effondre au sol. La lance a pénétré au dessous de l'œil droit, près du nez et ressort de l'autre côté entre la nuque et l'oreille, ayant traversé la gorge. Le bois de la lance s'est rompu sous la violence du choc, le fer encore emmanché d'un fragment de bois est tout entier enfoncé dans le cou du blessé. Seules dépassent la brisure du tronçon de bois sous l'œil droit et la pointe du fer derrière l'oreille gauche.

Monsieur de Châtillon, le futur amiral de Coligny, qui pour l'heure est ami du prince avant qu'ils ne deviennent plus tard des ennemis mortels en raison des divergences de religion, lui mande son chirurgien. Lequel chirurgien, après avoir examiné le blessé retourne chez Châtillon, catastrophé, disant qu'on ne peut rien pour sauver le prince. Le tronçon de lance dépasse à peine de chaque côté, de sorte qu'il est impossible de le saisir correctement pour exercer une force suffisante permettant de l'extraire. En outre, si on parvenait à le saisir, l'œil serait en grand risque d'être arraché avec le tronçon. Et comment pourrait-on traiter une telle blessure, alors que l'on n'en a jamais vu de ce type ? De toute façon le blessé ne survivrait pas à l'intervention. Il eut mieux valu pour lui qu'il fût mort sur le coup, car son agonie sera longue et pénible.

Alors, on appelle Paré à la rescousse. Il est impressionné par la situation qui se présente à lui et il n'est pas loin de partager l'opinion du premier chirurgien. Cependant, sachant sa réputation, on le presse de faire tout son possible. Il décide donc de tenter le tout pour le tout. S'étant fait apporter les tenailles d'un maréchal ferrant il demande au prince de Joinville la permission d'appuyer son pied contre son visage afin d'avoir plus de force à tirer le dard.

Le courageux chef de guerre, qui souffre le martyr sans se plaindre, lui répond qu'il préférerait souffrir un bon coup pour tenter la guérison que de demeurer dans cette situation sans issue : « n'aimé-je pas mieux que vous me fassiez un peu mal pour qu'il me vienne un grand bien, que de refuser que vous me soulagiez par la crainte d'une douleur qui passera dans un moment ? »

Alors le chirurgien ayant informé le prince que le succès de l'opération n'est pas garanti et que l'œil court un grand risque d'être arraché, se met en demeure de retirer le dard. Saisissant à deux mains la tenaille, il serre dans l'étau de ses mors la pointe du dard qui dépasse, et bien campé sur son pied droit, le pied gauche appuyé sur la joue du prince, il tire de toutes ses forces en s'efforçant de rester dans l'axe, bien droit, sans céder à la tentation d'effectuer des mouvements de rotation ou de cisaillement, qui auraient pu faciliter l'extraction, mais aussi provoquer des lésions au niveau des organes contenus dans le cou et la face, et notamment des nerfs, des artères ou de l'œil.

Et, serrant les dents aussi fort que le blessé, les mains crispées de toutes ses forces sur la tenaille, dans un grand effort de tout son être, il parvient à arracher le dard, qui vient d'un coup et en une seule pièce, suivi d'un flot de sang. Stoïque le valeureux chef de guerre ne laisse échapper aucune plainte hors un cri « Ah ! Mon Dieu ! », lorsque le tronçon de bois sort à frottement dur des chairs dont il emporte des lambeaux arrachés.

A l'issue de l'intervention Paré demeura circonspect quant au pronostic, sachant que la fièvre et la suppuration allaient irrémédiablement survenir et qu'elles pourraient emporter le blessé. Pourtant il n'y eut point d'infection, la plaie cicatrisa rapidement et le blessé se remit vite sur pied. Comme c'est la peur qui cause le plus souvent la fièvre et que le prince n'avait pas peur, au bout de quelques jours Paré dit qu'il entrevoyait quelque espérance, mais n'en parla pas devant le blessé, car la joie comme la tristesse pouvaient être mortelles.

En fait, le dard était sorti en entier, sans que des esquilles de bois fussent restées dans les chairs. Le blessé et le chirurgien, tous deux bénis des Dieux, ont eu ce jour-là une chance inouïe. Le prince va être surnommé « le balafré » et remporter encore des batailles avant d'être tué lâchement d'un coup d'arquebuse dans le dos par le protestant Poltrot de Méré, et le barbier-chirurgien va devenir célèbre.

4. La ligature des vaisseaux

Le 25 juillet 1547, Paris est en liesse. Paré est sur la place Saint-Michel. Coups de canon tirés des remparts, trompettes, processions, messes, danses dans les rues et ripailles. Le roi Henri II est sacré à Reims. Il a succédé à son père François Ier mort le 31 mars 1547 au château de Rambouillet.

Il a 28 ans, il est grand et bel homme, bon cavalier, grand chasseur, mais taciturne. Il a épousé Catherine de Médicis, fille de riches marchands florentins, héritière de la fortune des Médicis, nièce du pape Léon X et cousine du pape Clément VII, le 28 octobre 1533, mais il est très attaché depuis l'enfance à la belle Diane de Poitiers, bien qu'elle soit son aînée de 19 ans.

Lorsque les deux fils de François Ier ont été remis en otage à Charles Quint, en échange de la libération du roi qui avait été fait prisonnier à la bataille de Pavie, Diane faisait partie de la suite qui a accompagné les deux petits princes à la frontière espagnole, et elle a gentiment posé un baiser sur le front du jeune Henri, alors âgé de sept ans. Il en a été marqué pour la vie et il n'a cessé d'aimer la belle dame, d'abord platoniquement, avant d'en faire sa maîtresse quelques années après son mariage, avant de devenir roi. Et il l'aimera jusqu'à sa mort.

Henri II veut reprendre les villes du nord occupées par Charles Quint et après quelques années de répit, les hostilités reprennent. En 1552, Paré est de nouveau enrôlé dans les armées qui partent à la reconquête sous le commandement de Montmorency, du duc de Guise – le balafré – et de Coligny. Une puissante armée composée de milliers de cavaliers et d'hommes à pied se dirige vers le nord.

Alors qu'en France il traite durement les protestants, Henri II négocie avec les princes allemands réformés en rébellion contre Charles Quint, la reprise des trois évêchés, Metz, Toul et Verdun, en échange d'importants subsides. En avril Montmorency entre dans Metz par ruse, sans coup férir. Il demande aux magistrats de la ville la permission de simplement la traverser avec 600 hommes. L'autorisation lui est accordée et il entre librement. Mais au lieu de traverser comme convenu, il a avec lui en réalité deux fois plus d'hommes qu'il n'avait dit, il occupe la ville et prépare l'entrée du roi dans Metz le 18 avril 1552.

En juin on met le siège devant Damvillers. On monte les tentes autour de la ville et en attendant le grand assaut, on échange des coups de feu. Il advient alors qu'un des gentilshommes de Monsieur de Rohan est gravement atteint à la jambe d'un coup de couleuvrine. La jambe est déchiquetée jusqu'au genou, il n'en reste que des fragments d'os et de muscles. Le sang coule en abondance. Le blessé va se vider de son sang et mourir. Il faut l'amputer d'urgence. Paré procède comme il l'a fait si souvent. D'un grand geste circulaire à l'aide du couteau courbe il tranche la masse musculaire au tiers inférieur de la cuisse, au-dessus du genou, puis il scie l'os le plus rapidement qu'il peut, pour atténuer la douleur et cette fois encore il va innover.

Au lieu d'appliquer le fer rouge pour faire cesser le saignement, il saisit l'artère et la veine fémorales à l'aide d'une pince à bec de corbin et il les enserre dans un fil poissé enfilé sur une aiguille courbe tenue par une pince, comme faisaient les ouvriers bourreliers dans l'échoppe de son père. Puis il serre le fil autour des deux vaisseaux avec un nœud. Le flot principal de sang cesse et le chirurgien rapproche les chairs pour tarir ce qui suinte des muscles coupés.

De cette façon, le blessé échappait à la terrible douleur du fer rouge, qui arrachait des cris horribles et faisait perdre conscience aux soudards les plus endurcis, et les tissus échappaient à la brûlure qui retardait interminablement la cicatrisation. Paré avait encore innové sur le terrain, apparemment de façon improvisée. En réalité il songeait à procéder de la sorte depuis un certain temps. Il y avait beaucoup réfléchi, il avait imaginé le geste dans ses moindres détails, il avait pris l'avis de ses amis Etienne de la Rivière et François Rasse, ils en avaient longuement discuté et ils avaient approuvé le procédé.

A la première occasion qui se présentait, Paré avait mis son projet à exécution faisant faire ainsi un nouveau progrès à la chirurgie pour le bien des blessés, qui désormais n'endureraient plus l'horrible douleur du fer rouge. Du moins ceux qui auraient la chance de passer entre les mains d'un chirurgien qui adoptait la méthode. Car cela allait prendre du temps et ne se ferait pas sans réticences de la part de ceux qui demeuraient attachés à ce que les anciens avaient enseigné, comme des mollusques sont accrochés à leur rocher.

Retour à Paris, Ambroise savoure le plaisir de retrouver sa femme, sa maison, ses amis et son cher quartier de Saint-André-des-Arcs. Mais, à son grand déplaisir ce n'est pas pour longtemps. Le duc de Vendôme, Antoine de Bourbon, le mari de Jeanne d'Albret héritière du royaume de Navarre, ayant été chargé par le roi de repartir combattre en Artois, fait mander le désormais célèbre barbier à son domicile pour aller le voir à Saint-Denis où il fait ses préparatifs de départ.

Rohan, allié des Albret par sa femme, avait vanté les mérites du barbier et le duc de Vendôme lui demandait de partir en campagne avec lui. Paré tenta de refuser, prétextant que sa femme était malade, mais le duc lui fit valoir qu'il ne manquait pas de médecins dans Paris et que lui-même laissait bien sa femme, qui – dit-il malicieusement, car Jeanne d'Albret était reine de Navarre – était d'aussi bonne maison que madame Paré. Et Ambroise rentré en juillet dut repartir à la guerre en août.

On assiégea Château-le-Comte. Les canons ouvrirent une brèche. Les Français pénétrèrent les fortifications, mais les Espagnols se défendaient avec ardeur et firent exploser leurs munitions. Les morts et les blessés étaient nombreux dans les deux camps. Les Français furieux passèrent tous les Espagnols par le fil de l'épée. Paré eut beaucoup de travail. Il retira dix-huit balles qu'il montra au duc. Monsieur de Vendôme impressionné, recommanda si bien Paré au roi dans son rapport, qu'Henri II le nomma chirurgien ordinaire du roi. Lui qui n'était encore que chirurgien-barbier devenait chirurgien du roi.

Bien qu'affaibli par la maladie, l'empereur Charles-Quint n'était pas prêt à accepter sans réagir cette extension du royaume de France que constituait la prise de Metz. Les hostilités allaient reprendre sans tarder.

A l'automne 1552, l'empereur rassemble donc une armée sous le commandement du duc d'Albe, pour assiéger la ville de Metz. Le roi Henri II confie la défense de la place forte au duc de Guise assisté de Messieurs d'Enghien, de Condé, de la Roche-sur-Yon et de Nemours et de nombreux autres valeureux capitaines.

Le balafré prépare de son mieux la ville à soutenir le siège. Il renforce les fortifications, fait raser les faubourgs pour libérer le champ de tir, renforce les barrages, rase le haut des tours et des églises pour y créer des plates-formes où placer des canons, qui auront ainsi une vue étendue sur les assaillants. Il accumule toutes les provisions qu'il peut et il fait préparer deux hôpitaux pour les blessés.

En octobre Metz est assiégée par une armée commandée par le duc d'Albe, une armée de Marie de Hongrie et une armée du marquis Albert de Brandebourg. Charles Quint vient en personne sur le théâtre des opérations en novembre.

Il est arrivé en litière, car il est souffrant et affaibli, mais il monte à cheval pour passer ses troupes en revue, puis il se recouche sitôt après sous sa tente.

Les attaques se succèdent, elles sont terribles et font des morts et des blessés en nombre dans les deux camps, car les deux disposent d'une formidable artillerie. Les canons espagnols tuent des centaines d'hommes et ouvrent des brèches dans les remparts, mais lorsque les assaillants s'y précipitent, ils se heurtent à une deuxième barrière élevée derrière les murs, que Guise a fait construire en dedans des remparts à l'aide des poutres et solives des maisons détruites, comblant les espaces entre elles par du bois, des pierres, tout ce qui provient des décombres et par de la terre. Beaucoup de terre. Tout le monde charrie des sacs et des paniers de terre et de gravats, soldats et civils, hommes et femmes, jeunes et vieux et même les grands seigneurs qui sont au premier rang pour donner l'exemple et stimuler le peuple.

Ainsi, lorsqu'une brèche est créée dans le mur, les impériaux se heurtent à la deuxième enceinte. Les Français les narguent en accrochant des chats à des perches et en criant « miaou ». Les assaillants dépités se vengent en tirant les pauvres chats à coup d'arquebuse. C'est bête, car on gaspille de la poudre et c'est cruel. Mais l'époque est cruelle et les assaillants défoulent ainsi leur colère.

Les morts et les blessés sont plus nombreux chaque jour. Les blessés meurent en grand nombre et la rumeur court que les drogues servant aux pansements sont empoisonnées.

Début novembre, Guise dépêche alors vers le roi, un de ses capitaines nommé Thomas Delvêche, pour le tenir informé de la situation et demander qu'on lui envoie des médicaments. Le roi qui se trouve à Reims convoque alors Paré et lui donne l'ordre de se rendre à Metz. Lorsque le chirurgien-barbier est introduit face au monarque, il est fort impressionné par cet homme grand, robuste, tout vêtu de noir, le visage encadré par une barbe noire bien épaisse, mais bien taillée, par sa mine sévère, son regard perçant, sa voix grave et bien assurée et par l'autorité naturelle, royale, qui se dégage de sa personne.

Le roi lui fait remettre cent écus pour se fournir en médicaments en attendant que l'on organise son voyage et il adresse un message au maréchal de Saint-André qui commande Verdun. Le maréchal et son adjoint Monsieur de Vieilleville négocient le passage de Paré dans la ville assiégée avec un capitaine italien qui connaît parfaitement la campagne environnante, moyennant la somme rondelette de mille cinq cents écus. Dans le même temps Paré apprend tristement la mort de Monsieur de Rohan tué au cours d'une sortie de Metz le quatre novembre. Il en est affecté parce que les deux hommes avaient tissé des liens d'amitié et d'estime au cours des campagnes. Mais cette époque est dure et on ne s'apitoie pas trop longtemps.

Voilà donc notre chirurgien parti dans la nuit glacée de début décembre, enveloppé dans un grand manteau noir, suivant le capitaine italien et Thomas Delvêche, et suivi de son homme avec la mule qui porte les médicaments et les instruments de chirurgie. L'expédition est périlleuse, la réussite de la mission est aléatoire et tous en sont conscients. S'ils sont pris, ils risquent d'être pendus ou égorgés.

La petite troupe décrit donc un large cercle pour contourner les campements ennemis délimités par une couronne de feux de camp qui réchauffent les sentinelles. On chemine le plus possible dans les bois, dont les branches dénudées, blanches de givre, ploient sous le poids des stalactites glacées. On chemine en silence. On ne parle pas. On va lentement, car le moindre craquement de branches pourrait attirer l'attention d'une sentinelle et que sous l'effet du gel elles sont cassantes comme du verre. Heureusement, les sentinelles se protègent du froid glacial en entretenant un feu. Chacune a le sien, ce qui permet de les repérer et de passer plus au large.

Soudain, un cheval glisse sur une plaque de gel. Le bruit résonne dans l'air glacé. La sentinelle la plus proche regarde dans la direction du bruit tentant de scruter la nuit. Toute la petite troupe se fige dans l'attente de ce que va faire le soldat. Va-t-il en rester là, ou va-t-il donner l'alerte ? Manifestement il hésite, il tente de percer le noir de la forêt, il s'avance dans la direction de ce qui lui semble avoir été le point de départ du bruit. Puis, au bout d'un temps qui semble une éternité, il retourne vers son feu de camp. On respire. On va repartir.

Mais voilà que le soldat se ravise. Il repart vers le bois en direction du commando. Alors l'Italien fait signe de ne pas bouger. Il se cache derrière un gros tronc d'arbre à la lisière du bois et du pré. Il a tiré sa dague de l'étui qui pend à son côté, il s'immobilise, faisant corps avec l'arbre, et lorsque le soldat arrive à sa portée, il le ceinture du bras gauche et lui tranche prestement la gorge de la main droite. L'Espagnol s'affale sans un cri, dans un flot saccadé de sang qui macule son manteau avant de faire naître une tache rouge vif sur la neige. L'Italien essuie soigneusement son coutelas sur le manteau du mort, se relève, le replace méticuleusement dans son étui, puis il donne le signe du départ.

Finalement, grâce à l'expertise de l'Italien et à la providence, le commando parvient aux remparts, à la porte de la Moselle, le 8 décembre vers minuit. L'Italien s'approche de la porte et lance un mot de passe à la sentinelle qui veille sur les remparts. Bientôt celle-ci revient avec son capitaine qu'elle est allée réveiller. Les deux hommes parlementent un moment, puis la lourde porte s'ouvre. Paré entre dans Metz assiégé. Il va se présenter immédiatement au duc de Guise, qui bien qu'étant déjà couché accueille chaleureusement le chirurgien qui lui avait sauvé la vie au siège de Boulogne. Dès le lendemain matin il présente Paré sur la brèche aux seigneurs et capitaines assemblés et tous acclament le chirurgien qui a affronté le danger pour venir les soigner.

Le jour même Paré raccoutrait la jambe de Monsieur de Magnane. Ce gentilhomme de la suite de Monsieur de la Roche-sur-Yon avait eu la jambe brisée par un éclat d'obus. Etant soigné par un rebouteux qui lui avait promis de le guérir par des paroles magiques, il souffrait le martyr depuis quatre jours. Le gentilhomme gisait dans un lit, la jambe déformée par une fracture sans aucun appareil. Paré la remit en place en tirant fort dans l'axe de la jambe, l'immobilisa en bonne position avec une attelle faite de planches et de bandages. La douleur diminua et le blessé put enfin dormir. Le lendemain le chirurgien était au chevet de Monsieur de Bugueno, qui ayant été heurté par une pierre à la tête était sans connaissance depuis deux semaines. Avec le chirurgien du roi Pierre Aubert, il le trépanait avec le trépan de sa fabrication et évacuait un bol se sang épandu entre l'os et la dure-mère.

Les deux capitaines guérirent et le prince de la Roche-sur-Yon fit don au chirurgien d'un tonneau de vin pour le remercier. Après quoi Paré passa beaucoup de temps à visiter divers grands seigneurs, pour leur transmettre un message de remerciements du roi – le comte de Martigues et son frère Monsieur de Baugé, Montmorency, d'Anville, Monsieur de la Chapelle aux Ursins, Bonnivet, Carouge gouverneur de Rouen, le comte de Lude, Monsieur de Biron Maréchal de France, monsieur de Randan, la Rochefoucauld, Bordaille, d'Estrées et nombre d'autres. L'enjeu de la bataille allait être si important que le roi y avait envoyé presque tous ses capitaines.

Bientôt les vivres viennent à manquer bien que Guise ait établi le rationnement pour tout le monde y compris pour les seigneurs. Alors on mange les chiens, les chats, les rats et même les chevaux. Pour tenter de tromper l'ennemi, un jour

Guise fait venir un brave paysan un peu simple à qui il remet deux lettres pour le roi. Il lui donne deux couronnes et lui promet que le roi lui en donnera cent si le message lui parvient. Une lettre dans laquelle Guise dit au roi qu'il sera difficile de défendre la ville à tout prix est cousue dans la veste du paysan, en espérant qu'elle parviendra au roi sans tomber dans les mains de l'ennemi, car si les assiégeants connaissent la vérité ils ne lèveront pas le siège. Dans l'autre lettre qui est remise en mains au messager, le duc dit qu'il espère soutenir le siège avec succès, afin de tromper les Espagnols. Le paysan étant attrapé par les Espagnols, on lui demande s'il a une lettre pour le roi. Il la montre et lorsqu'on lui demande s'il en a une autre il nie comme on le lui avait recommandé. Mais on le fouille et bien sûr, on défait la doublure de sa veste, car le coup est classique. On trouve la lettre, le pauvre paysan est pendu et les Espagnols savent que les assiégés sont à bout de forces.

Cependant, les assaillants aussi souffrent des blessures faites par les canons français, comme ils souffrent de la faim et du froid. Et hors les murs, dans la boue, le froid est encore plus difficile à supporter que dans la ville. Le duc d'Albe s'en ouvre à Charles Quint, il lui fait remarquer que les morts se comptent par centaines. Ce à quoi l'empereur répond que si ce sont des soldats et non des seigneurs, ce n'est pas une grande perte, car des hommes qui sont dans les camps pour six livres par mois ne valent pas grand-chose.

Il est décidé à prendre la place et à détruire l'armée royale avec tous les grands seigneurs qui s'y trouvent – une grande partie des forces vives de la noblesse française. Son but final est d'ajouter le royaume de France à son empire quoiqu'il en coûte. Cependant, le temps, le froid, le manque de nourriture et la maladie font leur œuvre. Certains mercenaires commencent à se débander. Les digues construites par le balafré font leur office, chaque attaque est repoussée. En outre, les assiégés ne sont pas passifs. Ils font des sorties meurtrières et finalement, au lendemain de la Noël 1552 les Espagnols finissent par lever le siège. Les Français peuvent sortir.

Lorsque l'armée du roi quitte la ville, elle est confrontée à un spectacle de désolation. Les chemins longent des champs défoncés par les boulets, jonchés de corps de chevaux morts et de cadavres de soldats, de tentes et de canons abandonnés. Des centaines de blessés qui gisent misérablement dans la boue à côté des cadavres, crient leur souffrance et demandent pitié. Guise ordonne qu'on les soigne. Ce dont Paré et les autres chirurgiens s'acquittent bien volontiers, alors qu'ils savent que les Espagnols n'auraient pas fait de même pour eux, car « l'Espagnol est cruel, déloyal, inhumain et ennemi de toutes les nations ».

De retour à Paris, Ambroise Paré est de nouveau reçu par le roi en personne qui lui pose des questions, s'informe de savoir comment s'était déroulé le passage dans la ville assiégée, quel est l'état de santé des troupes, le gratifie de deux cents écus et lui promet de veiller à sa fortune.

5. Prisonnier

La victoire de Metz a comblé le royaume de joie et d'insouciance. Le roi a marié sa fille naturelle, fruit d'une aventure italienne au temps qu'il était encore dauphin, qu'il avait ramenée avec lui en France et éduquée à la cour. Maintenant qu'il était roi, il l'avait légitimée, elle était devenue Diane de France. Il la mariait au jeune Horace de Farnèse neveu du pape. Paré, chirurgien du roi, avait assisté aux brillantes festivités données à la cour. Il mettait la main à une deuxième édition de son livre sur les plaies par arquebuse dédié au roi et il passait des jours heureux en famille.

Mais Charles Quint lui veut venger la défaite de Metz. Il envoie une armée d'Allemands et d'Espagnols commandée par son allié, le duc Emmanuel Philibert de Savoie assiéger Thérouanne puis Hesdin. Thérouanne est prise le 19 juin 1553. Tous les prisonniers et les habitants sont massacrés et l'empereur fait raser totalement la ville et répandre du sel sur la terre afin que plus rien n'y pousse. Les officiers commandés par François de Montmorency, le fils du connétable, encore jeune et inexpérimenté, sont faits prisonniers avec demande de rançon, mais les soldats sont tous massacrés. Il n'y avait aucune raison de faire prisonniers des hommes pour lesquels personne ne payerait de rançon. Ils n'avaient aucune valeur marchande et on ne s'embarrassait guère de bouches à nourrir.

Le duc de Savoie poursuivant son entreprise de reconquête s'attaque alors à Hesdin, à une quarantaine de kilomètres de Thérouanne. Le roi Henri envoie des renforts sous le commandement du duc de Bouillon, du duc Horace de Farnèse son jeune gendre et du marquis de Villars avec mille huit cents hommes. Il y adjoint son valeureux chirurgien, Ambroise Paré. Mais on a été pris au dépourvu et la ville, contrairement à ce qui avait été fait à Metz par le duc de Guise, n'est pas bien préparée à soutenir le siège.

Encore une fois, le siège est terrible. Les blessés et les morts se comptent par centaines. Paré et les chirurgiens qui l'assistent sont sur la brèche jour et nuit, fouillant dans les plaies à vif pour ôter les flèches, les balles et les éclats, panser les plaies et amputer à tour de bras ceux qui ont été assez chanceux pour avoir un membre fracassé par un boulet au lieu d'avoir la tête, le ventre ou le thorax éclatés. Les blessés sont couchés sur la paille, enroulés dans leur couverture. A chaque coup de canon ébranlant les murailles, leur douleur s'exaspère et parfois leur plaie se rouvre. Les chirurgiens courent d'un blessé à l'autre.

Un jour, le duc de Bouillon saisit une grenade pour la lancer sur les assaillants, mais il y met le feu trop tôt et elle lui explose dans les mains. La maison prend feu et plusieurs soldats sont brulés, mais on manque d'eau pour éteindre l'incendie. Alors on utilise la bière qui reste. Puis, le jeune duc de Farnèse qui n'a passé que peu de temps auprès de sa jeune épouse, reçoit un coup de canon à l'épaule qui envoie le corps d'un côté et le bras de l'autre. Il se vide de son sang et meurt en quelques minutes. La mort du jeune prince, récemment marié à la fille du roi, est perçue comme un désastre.

Pour être chirurgien et bien qu'il donne les mêmes soins à tous, même aux ennemis, Paré n'en est pas moins engagé dans la guerre. Soigner les blessés est une chose, défendre son camp en est une autre. Ainsi, un jour, voyant un attroupement d'hommes et de filles de joie, qui prennent du bon temps en étanchant leur soif à une « vive et claire fontaine », alors que les assiégés manquent d'eau et souffrent de la soif, demande au commissaire de l'artillerie Monsieur Du Pont, de faire tirer au canon sur ce groupe. Celui-ci répondant que ces gens ne valent pas que l'on gaspille de la poudre, Paré insiste, car plus il y a de morts en face, même si ce ne sont pas de valeureux soldats, moins il y a d'ennemis, qui de toute façon sont là pour vous détruire.

Les tentatives de sortie des Français se soldent par des morts et des blessés en nombre. On manque de tout, de nourriture, comme de pansements et de médicaments. Lorsqu'il n'y a plus de linge pour panser les plaies, on retire les bandages usagés des plaies que l'on renouvelle et des corps de ceux qui n'ont pas survécu à leurs blessures et on les lave pour les réutiliser. La charge en est confiée aux « grosses putains de haute graisse », que l'on stimule si besoin à coup de baston. Cette époque et ce monde ne sont pas tendres et le bon chirurgien se comporte en homme de son temps, qui ne rechigne pas à user de la force.

Paré est devenu un personnage important et écouté. Il participe au conseil et lorsque le jeune duc de Farnèse est tué, lorsqu'on débat de savoir s'il faut continuer à soutenir le siège ou capituler, Paré prend parti en faveur de la reddition.

En effet, chaque jour les impériaux sapent et minent les remparts et ouvrent à l'explosif des brèches qu'il sera bientôt impossible de contrôler. Chaque jour voit son lot de blessés, qu'il faut soigner avec le peu de moyens dont on dispose, et de morts dont les corps s'entassent, car on manque de terre pour les ensevelir et qui empuantissent l'air que l'on respire. Or Paré sait que l'air putride est cause de maladies en pénétrant dans l'organisme.

On décide donc de négocier la paix avec le duc de Savoie. Celui-ci répond que si la place se rend, les gentilshommes, les capitaines et les lieutenants seront faits prisonniers et pourront être échangés contre rançon et que les soldats seront autorisés à sortir sans leurs armes et à se débander.

On accepte les conditions. Cependant, lorsque la ville se rend, si les officiers sont effectivement faits prisonniers, car on sait que la rançon pourra être d'autant plus avantageuse qu'ils ont un rang plus élevé, les pauvres soldats eux sont égorgés malgré la parole donnée.

Paré cherche une solution pour échapper à un sort peu enviable. Il est confronté à un dilemme : s'il est reconnu comme chirurgien, il s'expose à être enrôlé dans les armées ennemies, alors qu'il ne veut pas trahir son roi, et s'il se présente comme un soldat, il risque d'être égorgé, ou même de subir des supplices encore plus pénibles. Optant alors pour une solution intermédiaire, il échange ses riches vêtements de chirurgien du roi, faits de bon drap, de velours et de soie contre un pauvre pourpoint sale et rapiécé, un collet de cuir élimé et un chapeau du même acabit. Ainsi, il n'apparaît ni comme un chirurgien, ni comme un soldat, mais comme un pauvre bougre, à qui peut-être on laissera la vie sauve – ce qui est loin d'être certain, car la soldatesque enivrée par le sang, tue aussi les civils.

Puis, sa conscience aidant, et les hasards de la guerre faisant que Monsieur de Martigues a été gravement blessé, ne pouvant l'abandonner et pouvant espérer le suivre lorsqu'il sera libéré contre rançon, il décide de s'attacher à sa personne. Martigues a été fait prisonnier par le duc de Savoie, qui espère en tirer une bonne somme. Il a reçu un coup d'arquebuse au thorax, qui a brisé quelques côtes et pénétré dans le poumon. Il crache le sang et il a du mal à respirer. A chaque mouvement de respiration, la plaie fait un bruit de soufflet, expulse un flot de sang mousseux mêlé de bulles d'air et le blessé gémit pitoyablement. Paré ne peut que mettre son mélange de jaune d'œuf, térébenthine et huile rosat et faire un bandage, pour rendre la plaie aussi étanche que possible. Il sait que le blessé ne survivra pas et que par conséquent sa propre vie est en jeu. En effet, si le blessé meurt, on peut l'en rendre responsable. Or Savoie compte tirer une belle rançon de ce noble personnage. Paré risque donc la potence ou les galères, car la vie de Martigues a une valeur marchande. Bien qu'étant un prisonnier de guerre, c'est un noble. Savoie attend une bonne rançon en échange de sa libération et il ne pardonnera aucune erreur au chirurgien.

Martigues meurt au bout de quelques jours, malgré les soins du chirurgien et malgré l'intervention d'un charlatan espagnol qui ne fait que des incantations, puis s'éclipse discrètement pour échapper à la potence. Paré est alors appelé à comparaître devant une commission composée d'un médecin et d'un chirurgien de l'empereur et du duc et de six autres chirurgiens, en présence de plusieurs gentilshommes allemands et espagnols. Il sait que sa vie dépend de ses réponses. Il expose par le détail les lésions qu'il a observées, les éléments de son diagnostic, les moyens qu'il a mis en œuvre et leur justification.

Les chirurgiens du jury ont l'honnêteté d'admettre ses explications. Ils reconnaissent qu'il a donné des soins adaptés et qu'il n'est pas responsable de la mort de Martigues. Paré échappe ainsi à la condamnation. Il a eu chaud, car si un ou plusieurs chirurgiens sectaires ou malhonnêtes avaient mis en cause sa méthode de traitement, il aurait été sévèrement condamné par le duc.

Mais Savoie ne désespère pas de percevoir tout de même une rançon, même si elle sera plus faible, et il décide de faire embaumer le corps du défunt. Une fois encore, la chance joue en faveur de Paré, car les chirurgiens du duc sont incapables de réaliser l'opération et lui demandent d'y procéder. Il commence par refuser. On le menace. Il ne peut pas s'opposer à la volonté du duc. Il finit donc par s'exécuter.

Il ouvre le corps du sternum au pubis pour en ôter les viscères, comme il l'a décrit dans ses ouvrages et oubliant ses réticences, emporté par l'action, il se prend à commenter sa dissection comme il le faisait à Paris lors des dissections publiques que lui confiait Sylvius. Son savoir impressionne les chirurgiens de l'empereur et du duc, qui informé va lui proposer d'entrer à son service. Jusque là Paré a fait ce qu'il fallait pour sauver sa vie, mais il est trop fier et fidèle à son roi et à son pays pour accepter ce qu'il considère comme une trahison.

Il refuse. On le menace des galères. Il résiste et encore une fois la chance vient à son secours. Il se trouve que Monsieur de Vaudeville, Gouverneur de Gravelines souffre d'un ulcère à la jambe qui résiste à tous les traitements qui ont été tentés et, connaissant la réputation de Paré, il prie le duc de Savoie de lui mander le chirurgien prisonnier. Le duc accepte tout en mettant Vaudeville en garde, que si Paré « lui mettait le feu à la jambe, ce serait bien fait ». Ce à quoi Vaudeville répond que s'il constatait quelque manquement de la part du chirurgien, il lui ferait trancher la gorge.

Paré, toujours traité en prisonnier malgré les services qu'il avait rendus, fut donc peu rassuré lorsqu'il vit arriver quatre hallebardiers, venus le chercher sur ordre de Monsieur de Vaudeville. C'est donc tenaillé par l'inquiétude qu'il prodigue ses soins à son nouveau maître. Il sait que s'il le guérit il sera peut-être gracié, mais dans le cas contraire, il ignore le sort qui peut lui être réservé. Il préfère ne pas y penser et il fait de son mieux. Encore une fois il est sauvé par son habileté professionnelle. Par des pansements quotidiens bien faits, par les onguents de sa fabrication, par le régime alimentaire, les médicaments et probablement aussi par quelques saignées, car on ne saurait alors faire sans, il parvient à guérir l'ulcère de son geôlier.

Bon prince, celui-ci lui rend la liberté. Paré repart muni d'un sauf-conduit, accompagné par un trompette jusqu'à

Abbeville, d'où il est autorisé à rejoindre son roi. Sur le chemin du retour, il ne manque pas d'exercer ses talents d'observateur et de retour à Paris, reçu par Henri II, il décrit au roi et au conseil ce qu'il a pu voir du dispositif militaire de l'ennemi en Artois. Le roi qui avait promis à Madame Paré de payer une rançon de 200 écus pour libérer son chirurgien les lui remet en mains propres, puisqu'il s'est libéré tout seul.

6. Le tournoi fatal

Lorsque Paré retrouve le sentiment, c'est Jacques Guillemeau, l'élève chéri, qui se tient là debout près du lit, souriant au maître. Il loge à la maison depuis quelques années.

— Jacqueline m'a fait mander. Elle est en souci.

— Bah ! Mon cher Jacques ! Je me sens mieux lorsque la fièvre baisse, mais lorsqu'elle remonte j'ai l'impression que mon esprit vagabonde et je revis les évènements du passé. On dit que lorsqu'on revit sa vie, c'est signe que la mort approche. Je ne me fais donc aucune illusion. Cette fois c'est la fin. J'ai demandé le prêtre.

— Mais vous êtes solide comme le roc ! Vous avez survécu à la mitraille et au poison. Vos ennemis n'ont pu vous atteindre. Vous résisterez bien à une fluxion pulmonaire !

— On verra ! Posez-moi des ventouses s'il vous plaît pour lever la fluxion tant que faire se peut.

Pendant que Jacques Guillemeau prépare le matériel, Paré continue à parler.

— J'ai même obtenu le diplôme de chirurgien sans savoir le latin ! Dit-il en partant d'un éclat de rire vite interrompu par la douleur dans le côté.

— S'il vous plaît Monsieur remontez vos vêtements, pour découvrir le dos.

— C'était en 1554, un an après le siège de Hesdin où j'avais échappé de peu à de grands dangers. J'étais chirurgien du roi depuis deux ans, mais en fait, je n'étais encore que barbier. Je dois reconnaître que malgré la reconnaissance du roi et de la cour, cela m'agaçait.

— S'il vous plaît Monsieur, voulez-vous vous allonger sur le ventre pour dégager le dos ? Demande Guillemeau, une ampoule à la main.

Le malade s'exécute en parlant :
— Il se trouvait qu'alors la rivalité était à son comble, entre les chirurgiens de Saint Côme qui s'étaient constitués en collège de leur propre autorité et les docteurs de la faculté, qui ne voulaient pas leur accorder cette autonomie.

Tout en étalant de petites mèches de charpie sur la table de chevet à côté des ampoules, Jacques reprend :
— On dit que la faculté s'appuyait sur un arrêt antérieur qui interdisait au lieutenant criminel comme au gouverneur de l'Hôtel-Dieu, de ne délivrer aucun corps pour la dissection sans une requête signée du doyen de la faculté.

Puis il allume une mèche dans une ampoule et la pose rapidement sur la peau du dos du malade, qui enfle aspirée par le vide, rougit, puis bleuit. Le malade sursaute.
— Oui cela revenait à interdire la dissection aux chirurgiens sans l'autorisation de la faculté, et par conséquent, à les placer sous sa tutelle. Et comme j'étais bien en cour, ils ont pensé qu'il pourrait leur être utile de me compter dans leurs rangs. Donc, ce sont eux qui sont venus me chercher.
— Il paraît que les choses se sont faites très rapidement poursuit le jeune chirurgien en posant cinq autres ampoules à la suite l'une de l'autre.
— Oui, je formulai ma demande le 18 août, je fus examiné de façon informelle au domicile du doyen des examinateurs le 23, puis le 27 de façon officielle à l'Hôtel-Dieu.

La peau devient violet foncé. Les ventouses attirent le mauvais sang.

— Cela va vous faire du bien !

— Mon ami La Rivière m'avait préparé ma lecture en latin. Je m'étais entraîné un peu et je lus mon discours sans trop y comprendre grand-chose. On m'attribua alors le grade de bachelier. Le 8 octobre j'étais licencié et le 17 décembre j'étais présenté au prévôt de Paris, qui me remettait mes lettres de maîtrise et le chapeau carré.

— Cela n'a pas du vous faire que des amis ! Dit Jacques en ôtant les ventouses une à une.

— Non ! Le plus virulent a été Jean Riolan, professeur de médecine renommé, qui publia un pamphlet où il moquait mon manque de culture. Mais lui, il manquait de courage et il le publia de façon anonyme !

La séance de ventouses et la conversation ont fatigué le bon vieillard. Il n'est pas certain que les ventouses aient vraiment fait leur effet. Il ferme les yeux et repart dans ses rêves.

Il est au siège de Saint-Quentin en 1557. Philippe II, qui a succédé à son père Charles Quint, a repris les hostilités, le duc Emmanuel-Philibert de Savoie son allié, assiège Saint-Quentin. Coligny, puis le connétable de Montmorency se sont portés au secours de la ville, mais les Français sont défaits. Saint-Quentin reste aux Espagnols et Montmorency est blessé et fait prisonnier par le duc de Savoie.

Henri II dépêche Paré pour le soigner dans le camp ennemi, comme cela se fait pour des hauts personnages, mais le duc refuse de le laisser passer, au motif qu'il pourrait observer et fournir au roi des informations sur le dispositif militaire espagnol, comme il l'avait fait à son retour de Hesdin. Cependant, il autorise le passage d'autres chirurgiens qui vont soigner le connétable.

Paré reste alors un temps à la Fère où les restes de la troupe se sont regroupés. Les blessés sont en grand nombre. Le chirurgien extrait des balles et ampute. Toutes les plaies suppurent, mortifiées par la gangrène, et grouillent de vers. Paré ne peut qu'ôter la vermine et laver les plaies avec du vin et de l'eau de vie additionnés d'égyptiac – un mélange de miel, de vinaigre et de vert de gris.

L'air est empesté par la multitude de cadavres de soldats et de chevaux. On a décidé de rechercher la dépouille de Monsieur de Bois-Dauphin, tué au combat, afin de lui donner une digne sépulture et on demande au chirurgien d'accompagner les gentilshommes chargés de cette mission. Le champ de bataille est jonché de cadavres couverts par une masse grouillante de mouches vertes. Elles sont si nombreuses que lorsqu'on les approche, elles s'envolent en nuées qui cachent le soleil. Les corps en décomposition dégagent une odeur pestilentielle. Ils sont méconnaissables, les têtes ont été arrachées ou éclatées par les boulets, les membres ont été séparés des corps, les viscères coulent hors des ventres ouverts, la vermine grouille et se repaît de cette chair pourrie. Malgré une recherche prolongée dans cette atmosphère insupportable, Paré et le petit groupe de gentilshommes, tenant un mouchoir sur le nez d'une main et chassant les mouches de leur bâton de l'autre, ne peuvent identifier la dépouille de Monsieur de Bois-Dauphin. Il n'aura pas de sépulture.

Le chirurgien rentre à Paris, mais ce n'est pas pour longtemps. L'année suivante il est envoyé à Dourlan assiégée par les troupes impériales. Il va devoir encore une fois traverser les lignes ennemies, pour entrer dans une ville assiégée. Le roi a fait escorter le chirurgien par le capitaine Gouast et 50 hommes en armes pour le protéger en cas d'accrochage. La progression est difficile, on passe entre les lignes ennemies. Par prudence le chirurgien a échangé ses vêtements avec son homme. Il lui donne ses beaux vêtements de chirurgien du roi, revêt la tenue grossière de son assistant, emprunte son canasson et lui donne son cheval.

Lorsque l'équipage arrive en vue de Dourlan, ayant échappé à la vigilance de l'ennemi en passant au large, ce sont les Français qui lui tirent dessus. Gouast parvient difficilement à les faire comprendre à force de gesticulations qu'ils sont du même camp, et finalement Paré entre encore une fois dans une ville assiégée, ayant manqué de peu d'être fauché par une balle française. Il eut encore à traiter une multitude de blessés et de malades.

C'est pendant ce siège que se produisit une chose mémorable. Le capitaine de Saint Aubin, qui était alors en proie à une fièvre quarte, étant un vaillant soldat, voulut néanmoins se lever pour assurer son commandement. C'est alors, étant sur la brèche, qu'il fut blessé par une balle qui lui traversa le cou, manquant de le tuer. Il eut si peur que sa fièvre cessa instantanément. Preuve qu'une grande peur peut aussi bien provoquer la maladie comme on le sait depuis toujours, que guérir de la fièvre.

La situation de la France à l'issue de ces défaites est dramatique, mais elle va être sauvée par le duc de Guise. Le roi le rappelle d'Italie. Il rentre à marche forcée, reprend le commandement de ce qui restait de l'armée, rattroupe des renforts, fait battre les Espagnols en retraite à Saint-Quentin et dans la foulée, il boute les Anglais hors de Calais qu'ils tenaient depuis deux siècles.

Le prestige du duc était immense et la maison des Guise devenait encore plus puissante dans le royaume. Les belligérants étaient fatigués. Il était temps de cesser la guerre. Les accords de paix furent signés au Cateau-Cambrésis les 2 et 3 avril 1559. La paix entre la France, l'Espagne et la Savoie, allait être consolidée par des mariages. Le roi Henri II donnait sa sœur Marguerite duchesse de Berry au duc de

Savoie et sa fille Elisabeth de France, âgée seulement de 13 ans à Philippe II d'Espagne, qui était veuf pour la deuxième fois. Les mariages allaient sceller la paix avec les princes que l'on avait férocement combattus jusqu'à l'an dernier. Le duc de Savoie vient en personne pour le mariage, mais Philippe II est resté à Bruxelles, car un prince espagnol ne va pas chercher sa femme, on la lui amène. Il se fait donc représenter par le duc d'Albe.

On organise pour cette occasion des festivités dignes de la solennité de l'événement dans le château des Tournelles où séjournent la famille royale, la cour, les familles invitées pour l'occasion, la maison de Savoie et la maison du duc d'Albe représentant Philippe II. La fête est permanente, les costumes, les parures et les bijoux sont faits pour éblouir amis comme rivaux. Les spectacles sont à la gloire du roi, comme les chants et les danses. Les rues de Paris sont décorées, on a accroché les plus belles tapisseries aux fenêtres, on a dressé des arcs de triomphe en bois couverts de fleurs, le peuple est en liesse, on fait la fête, on chante, on danse, on boit et on ripaille.

Le mariage entre le roi d'Espagne et Elisabeth de France est célébré en premier. Après la cérémonie religieuse solennelle à Notre Dame, le mariage est consommé de façon symbolique : en présence de la cour, le duc d'Albe entre dans le lit de la jeune princesse et de sa jambe nue touche la jambe nue de la fille du roi, puis il en ressort aussitôt. Peut-être à regret ? Musique, ballets, spectacles et festins somptueux, étourdissent la cour et éblouissent les invités, pendant des jours.

Le roi très attaché aux valeurs de la chevalerie organise un tournoi. Le trente juin la lice est installée dans la rue Saint-Antoine, la plus large rue de Paris, non loin de l'hôtel des Tournelles.

On a dressé des tribunes en bois surélevées d'un côté de la rue, à peu près en son milieu pour la cour, et de simples barrières pour le peuple en face. Une barrière en bois de la hauteur d'un cheval, disposée en long, sépare la rue en deux couloirs dans lesquels les deux jouteurs s'élanceront l'un contre l'autre. La reine Catherine préside au centre de la tribune royale. A sa droite ont pris place le jeune et boutonneux dauphin François et sa ravissante épouse Marie Stuart, qui de deux ans son aînée est déjà une belle jeune femme. A sa gauche la rivale de la reine, la maîtresse du roi, la belle Diane de Poitiers, vêtue de noir et de blanc, comme toujours depuis la mort de son mari Louis de Brézé. Paré observe le spectacle depuis les gradins les plus élevés, où ont pris place d'autres médecins et chirurgiens du roi.

Le roi a revêtu son plus bel harnois d'apparat, dont l'acier finement gravé brille de tous ses feux au soleil de ce bel après-midi d'été. Son écuyer l'aide à coiffer son armet d'acier décoré d'un panache de plumes blanches et noires aux couleurs de Diane, puis on l'aide à monter sur son puissant cheval richement caparaçonné également bardé d'acier décoré.

A la première joute le roi affronte son invité et futur beau-frère le duc de Savoie. Dans le vacarme des trompettes, des cris du peuple et du galop des chevaux, les deux chevaliers se précipitent furieusement dans un nuage de poussière l'un vers l'autre jusqu'à ce qu'un formidable bruit de métal heurté mette fin à la course. Le roi a désarmé le duc, mais celui-ci est resté en selle ; le jeu est égal. A la seconde joute Henri II affronte le gigantesque duc de Guise. Encore une fois tous deux restent en selle. La troisième joute est prévue contre le jeune Gabriel de Lorges, comte de Montgomery, capitaine de la garde écossaise du roi. Les deux chevaliers s'élancent à grande vitesse, le choc est terrible, les deux lances sont brisées.

La reine, comme Monsieur de Vieilleville conseiller du roi lui recommandent d'arrêter là le combat. Le soleil est au plus haut, il fait chaud, l'armure est lourde, le roi est fatigué et surtout les astres sont défavorables. La prédiction de Nostradamus qu'un jeune lion surmontera le vieux, inquiète la reine férue d'astrologie, et Monsieur de Vieilleville dit au monarque qu'il a fait des rêves où le roi apparaissait couvert de sang. Cela fait beaucoup de signes prémonitoires. Montgomery lui-même propose d'en rester là.

Mais le roi n'en a cure, il est tenant, il doit combattre, il faut un vainqueur. En outre, il veut combattre, il se sent vaillant, il a envie de rompre des lances, il ne combat pas que pour l'honneur, mais aussi pour le plaisir. Il aime la chevauchée violente, il aime l'affrontement.

Chacun s'arme d'une nouvelle lance, les trompettes sonnent et les deux chevaux se précipitent l'un contre l'autre, le bruit de leurs sabots couvert par les acclamations des spectateurs. Les deux cavaliers sont ébranlés par la violence du choc, mais ils restent en selle, les deux lances sont à nouveau brisées, mais il n'y a pas de vainqueur. Il y aura donc une troisième joute.

Le roi se saisit d'une nouvelle lance, la foule vocifère, les trompettes sonnent encore plus fort, puis le silence se fait, un grand silence, comme prémonitoire, et les deux cavaliers se précipitent au galop l'un vers l'autre. La lance du roi frappe la cuirasse de Montgomery. Le jeune capitaine de la garde écossaise, reste en selle, mais fatigué ou déstabilisé par le coup de lance du roi, il a laissé déraper sa lance vers le haut. Elle frappe l'armet du roi, soulève la visière sous laquelle elle pénètre et atteint le roi à la tête. Une grande clameur s'élève de la foule, on se lève et on crie dans la loge royale. Les écuyers et quelques grands seigneurs se précipitent dans la lice.

Le roi est resté en selle, mais il s'affale sur l'encolure de son cheval. Son panache noir et blanc se teinte de rouge, mais il parvient tout de même à aller au bout de la lice, laissant derrière lui une trace sanglante sur le sol poussiéreux. On l'aide à descendre de cheval, on lui ôte son armet, on découvre l'horrible blessure, on lui ôte non sans peine son armure, on pose un bandage couvrant la plaie et l'œil et on le transporte aux Tournelles.

Tous les médecins et chirurgiens du roi accourent sous la direction de Chapelain premier médecin du roi. Paré chirurgien ordinaire du roi est présent lui aussi. C'est l'affolement. La reine, les enfants royaux, les grands seigneurs s'affairent, parlent, pleurent, gesticulent autour des médecins qui discutent et échangent leurs avis avec vigueur. Certains donnent leur avis sans même avoir examiné la blessure. Les tenants de la saignée affrontent ceux du clystère, ceux de la thériaque s'opposent à ceux de la mumie et à ceux du sang de dragon.

Paré lui, examine le noble blessé avec les précautions d'usage : permettez Sire que je vous examine, m'autorisez-vous à entrouvrir vos paupières ? Tolérez-vous que je nettoie votre plaie à l'eau vinaigrée ? A quoi le monarque qui serre les dents sans se plaindre, répond « faites Ambroise, laissez-les à leur galimatias ».

Ayant défait le bandage ensanglanté le chirurgien découvre les dégâts. La blessure est d'autant plus grave que pour une raison que l'on ignore Montgomery n'avait pas changé de lance. Il avait gardé sa lance rompue et la tête du roi a été heurtée par le bout brisé de la lance.

Le tronçon ébréché a frappé le front au-dessus du sourcil droit, scalpé la peau du front transversalement jusqu'au coin interne de l'œil gauche, mettant l'os du crâne à nu, et planté plusieurs esquilles de bois dans l'œil. A l'ablation du bandage, le sang coule en abondance de la plaie et l'œil se vide lentement de sa substance mêlée à du sang. Paré constate qu'il n'y a pas de fracture du crâne manifeste, puis il s'assure qu'il n'y a pas une fissure inapparente, en grattant l'os avec l'ongle du doigt index. S'il y en avait une elle accrocherait l'ongle au passage, or le plan osseux est bien lisse. Il verse même un peu d'encre. S'il y avait une fissure l'encre s'y infiltrerait et dessinerait le trait de fracture. Il n'y en a pas.

Puis le chirurgien nettoie la plaie, en ôte les esquilles de bois et recoud la peau par des points de soie enfilés dans le chas d'une aiguille assez solide pour percer le cuir. Le roi serre les dents. Après quoi le chirurgien tente d'ôter quelques esquilles de l'œil avec une pincette, puis il lave à l'eau vinaigrée, mais il ne peut enlever celles qui ayant pénétré plus profond ne dépassent pas de la surface du globe. Dès lors il sait que la suppuration est inévitable et que l'œil est perdu. En fait, la blessure est plus grave qu'il n'y paraît et le roi va en mourir.

L'agonie du roi dure onze jours entrecoupée de quelques périodes de mieux. Sur son ordre, le mariage entre sa sœur et Emmanuel-Philibert de Savoie est célébré le 9 juillet nuitamment, dans la tristesse. La fièvre et la suppuration sont apparues quelques jours après l'accident. Au bout de quelques jours le visage du roi est tuméfié, si enflé qu'il ne peut même plus ouvrir l'œil non blessé. Paré comme Chapelain n'a pas quitté le chevet du roi. Il a dû faire face aux critiques de ses détracteurs qui critiquent ses soins, des jaloux comme de ceux qui croient sincèrement qu'ils auraient pu faire mieux. On a fait appel à Vésale, le grand anatomiste, chirurgien du roi d'Espagne, qui est accouru de Bruxelles, puisqu'à présent l'ennemi de toujours est devenu gendre du roi. Malheureusement, Vésale ne peut faire plus que Paré.

On a avancé la décapitation de quelques condamnés qui attendaient leur sort au Châtelet ou à la Conciergerie. On a apporté les têtes aux Tournelles, on les a solidement fixées sur des piques et pendant plusieurs jours, on a reconstitué l'accident en les frappant très violemment avec un tronçon de lance brisée tout exprès. Mais cela n'a servi à rien. On cherchait à comprendre quelles lésions avaient pu produire le choc, mais de toute façon on n'avait pas le remède à ces lésions. C'était gesticulation plus que réflexion.

Le roi meurt le 10 juillet 1559. A la musique des festivités fait suite le tintement continu et angoissant du glas. Toutes les cloches de Paris tintent à l'unisson.

Le roi allait être embaumé puis porté à la basilique de Saint-Denis. Pour embaumer le roi Paré, aidé de deux autres chirurgiens ouvre le corps, en retire les viscères et le cœur qui seront portés en l'église du couvent des Célestins, puis ayant ouvert la boîte crânienne il en extrait le cerveau. Il constate la présence, en un point situé à l'opposé du point d'impact, à peu près au milieu de l'os occipital, d'une quantité de sang épandu entre les méninges, ainsi que d'une zone du cerveau de couleur jaunâtre avec un commencement de putréfaction de la taille d'un pouce. Le roi est mort des suites de cette lésion du cerveau provoquée par le choc à l'opposé du point d'impact.

Un accident comparable est survenu à Monsieur de Saint-Jean, écuyer du roi, lors d'un tournoi qui avait été organisé devant l'hôtel de Guise. Un éclat de lance de la longueur et largeur d'un doigt pénétra sous la visière et dans ce cas, il traversa l'œil à travers l'orbite jusque dans la tête. Paré avait traité le blessé sur ordre du roi, en compagnie de Monsieur Valeran médecin ordinaire du roi, de Loys Duret et de Rodolphe de l'Or, docteurs régents de la faculté de Paris, ainsi que de Jacques le Roy et Jean d'Amboise chirurgiens ordinaires du roi. Il retira le tronçon de bois, lava à l'eau vinaigrée tous les jours et, contre toute attente, le blessé guérit, moyennant évidemment la perte de son œil.

7. Le roi est mort ! Vive le roi !

À Henri II succéda son fils François qui prit le titre de François II et Paré conserva sa charge de chirurgien ordinaire du roi auprès du nouveau monarque. Le jeune roi n'est qu'un adolescent de quinze ans et par surcroit de faible complexion et peu préparé aux responsabilités de sa charge, du fait de la mort prématurée de son père dans la force de l'âge. Conscient de son manque de préparation à l'exercice du pouvoir, il s'entoure des deux oncles de sa femme, la brillante Marie Stuart, auxquels il donne les pleins pouvoirs. François de Lorraine, duc de Guise – celui que Paré avait sauvé de son horrible blessure à la face – est chargé des affaires militaires et son frère le Cardinal Charles de Lorraine, est chargé des finances, de l'administration et de la diplomatie. Les deux frères se complètent parfaitement et s'entendent à merveille pour accaparer tout le pouvoir. Le connétable Anne de Montmorency est renvoyé dans ses terres et Diane de Poitiers, l'influente maîtresse du roi Henri II, dans son château d'Anet. Les Guise qui sont de farouches défenseurs de la religion catholique prennent une part très active à la lutte contre la religion réformée.

Le royaume est dans une situation de grande fragilité, parce que les guerres incessantes et la magnificence des deux rois précédents ont vidé les caisses et creusé la dette, et parce que la religion réformée progressant chaque jour remet en cause les fondements mêmes des lois qui le régissent. Les Guise poursuivent donc la politique de répression sans nuances entreprise par Henri II et les huguenots se mettent en mesure de se défendre. La guerre entre Français de religions différentes va diviser le royaume.

Il n'est pas rare que Paré lorsqu'il est à Paris, se rendant à pied à l'Hôtel-Dieu ou au Louvre, assiste au sacrifice d'un mal-pensant pendu ou brûlé comme hérétique en place de Grève. C'est chose banale. Au printemps 1560, la conjuration organisée par des huguenots, pour détrôner ou peut-être supprimer le roi qui réside alors au château d'Amboise, et tuer les Guise, est découverte. Les protagonistes sont sévèrement châtiés. Paré qui a suivi la cour à Amboise assiste chaque jour, comme le jeune roi, sa mère, ses frères et sa sœur Margot aux décapitations des conjurés d'essence noble et aux pendaisons des roturiers. Les murs des remparts sont ornés de têtes ensanglantées, des corps se balancent au bout de leur corde et chaque jour la Loire charrie son lot de corps.

Un jour de la fin novembre 1560, au décours d'une partie de chasse – le passe-temps préféré des princes – le jeune roi se plaint de forts maux de tête et de fièvre qui l'obligent à s'aliter. On pense qu'il a pris froid, on lui donne des potions, on ne s'inquiète pas plus qu'il ne faudrait. Puis les choses s'aggravent, les maux de tête s'intensifient, la fièvre survient par accès très intenses et il advient même que par moments le roi délire.

Les Guise font tout leur possible pour que le roi guérisse, car ils savent que leur pouvoir dépend de lui et que la reine mère saura reprendre la main s'il meurt, parce que son fils suivant Charles étant mineur, c'est à elle que reviendra d'assurer la régence. Ils font dire des messes, organisent des prières et des processions et ils font appel aux plus notables médecins et chirurgiens et bien évidemment à Ambroise Paré, qui est maintenant chirurgien ordinaire du roi et valet de chambre du roi.

Bientôt, un écoulement de pus s'extériorise par l'oreille et on pense alors que les choses vont s'arranger, puisque la nature est en train de procéder d'elle-même à l'évacuation des humeurs corrompues. Paré fait chaque jour des lavages dans l'oreille, injectant à l'aide d'une seringue en laiton richement décorée, diverses solutions qui contiennent toutes les médications auxquelles on croit à cette époque – eau vinaigrée additionnée de thériaque, égyptiac, huile rosat, huile de lys et autres. On a recours aussi au sang de dragon et à la poudre de licorne par voie orale, mais rien n'y fait et l'état du roi empire chaque jour.

Les médecins passent leur temps à discuter, voire à s'invectiver, à proposer toutes sortes de médecines et à rassurer la cour. Cependant, Paré a bien compris que le jeune roi fragile ne surmontera pas cette épreuve, mais il ne donne pas son pronostic. Il est en proie à un dilemme : faut-il annoncer que le roi est en danger de mort alors qu'il est le seul à le penser, au risque de voir sa réputation ternie si le roi guérit et surtout de provoquer des désordres politiques dans une cour où toutes les factions s'opposent, les Guise à la reine mère et aux princes du sang, comme les catholiques aux protestants et où l'on ne sait pas toujours avec qui et pour qui tel ou tel gentilhomme complote ? N'est-il pas plus prudent de garder le silence, puisqu'alors, quelle que soit l'issue on ne pourra rien lui reprocher ? C'est l'option qu'il choisit.

La mort du roi serait avantageuse pour la reine-mère Catherine, parce que son fils suivant n'étant âgé que de dix ans, elle deviendrait alors régente et pourrait conduire une politique différente de celle des Guise. En effet, son principal souci est de minimiser l'intensité de la crise entre catholiques et réformés pour préserver l'unité du royaume, alors que les princes lorrains veulent éradiquer le protestantisme par tous les moyens et surtout par la force. Le bruit court que la Médicis, qui a la réputation d'être experte en poisons, a empoisonné le jeune roi son fils. Mais peut-on imaginer une mère donnant la mort à son fils, même pour la raison d'État ?

Paré craint pour sa vie, car il n'a pas que des amis dans une cour où les rumeurs se répandent à la vitesse de l'éclair et peuvent être meurtrières. On fait courir le bruit qu'il adhère à la religion réformée, parce qu'il est en bons termes avec l'amiral de Coligny, qui s'est converti au protestantisme et qui est opposé aux Guise. On fait aussi courir le bruit que le chirurgien a introduit du poison dans l'oreille du roi en lui faisant ses lavages, peut-être à la demande de la reine-mère et du parti des princes, ou des protestants.

Que la chose soit admise par un tribunal – même sans preuves – et il n'en faudrait pas plus pour être écartelé en place de Grève comme régicide. Le duc de Guise n'hésiterait pas. Le chirurgien du roi sait ce que signifie être écartelé, pour avoir déjà assisté à ce genre de sacrifice. Il faut être très prudent et habile manœuvrier pour parvenir à n'être toujours considéré que comme un médecin consciencieux, qui donne ses soins à tous, quel que soit leur bord, et qui se tient éloigné des intrigues de la cour, alors même qu'on est un personnage proche du roi.

Le jeune roi meurt le 5 décembre 1560, ayant régné moins d'un an et demi. Paré participe à l'ouverture du corps. Le cœur du monarque est placé dans une urne et transporté au couvent des Célestins à Paris et le corps sera transporté à la basilique de Saint-Denis.

*

Charles duc d'Orléans succède à son frère François II. Il est alors âgé de dix ans, ce qui permet à la reine-mère de devenir régente. Le premier prince du sang, Antoine de Bourbon, roi de Navarre, est nommé lieutenant général du royaume et les Guise n'acceptent pas facilement d'être relégués à un second plan.

Paré l'aime beaucoup ce jeune roi Charles IX. Il a à peu près l'âge qu'aurait eu le premier fils que lui a donné Jehanne s'il avait vécu – François né en 1545. Mais le sort a voulu qu'Ambroise n'ait aucun fils pour lui succéder, puisque les deux garçons qu'il a eus de Jacqueline par la suite, auxquels on avait donné le même prénom que leur père, ont été rappelés à Dieu eux aussi très tôt. De son côté le jeune roi, lui a perdu son père alors qu'il n'avait que neuf ans, fauché dans la force de l'âge lors de ce maudit tournoi, et il a assisté à son agonie douloureuse pendant onze jours.

Charles est attachant, il ressemble à son grand-père François Ier, comme lui il sera grand de taille. Il a les traits fins, des yeux qui expriment l'intelligence. Il est sensible et bon avec les gens. Tout ce qu'il ne faut pas être dans ce monde brutal et cruel. Il aime la musique et la poésie, il apprécie beaucoup Ronsard, qui d'ailleurs est un ami de Paré, il écrira même une poésie à l'adresse du poète et il accordera des statuts officiels à l'académie fondée par les poètes de sa cour.

Cependant, ce qu'il aime par-dessus tout, c'est le jeu de paume, la chevauchée et la chasse. C'est un physique alors que son cadet est plus intellectuel. Il aime les armes et le travail de la forge. Il consacre beaucoup de temps à la chasse, courant le cerf avec sa meute, sonnant du cor jusqu'à l'épuisement et s'enfonçant seul au plus profond des forêts. Il lit et il écrit sur la vénerie. Il tue les animaux qu'il a forcés, à la dague ou au pieu, car il considère que les tirer serait un manque de respect pour la bête qui a chèrement défendu sa peau. C'est un esprit pragmatique, éloigné des machinations complexes auxquelles se complaisent sa mère et son frère cadet, Alexandre Edouard duc d'Orléans, qu'elle rebaptisera plus tard Henri et qui sera duc d'Anjou, puis roi à son tour.

Malgré sa volonté sans faille et sa stature, le jeune roi est victime d'une sorte de fragilité, tant physique que psychologique. Il est sujet à des accès de faiblesse et de fièvre et il doit alors s'aliter souvent. Il est aussi en proie à des accès de grande excitation, au cours desquels il s'épuise en chevauchées sans fin et il lui arrive parfois de massacrer des animaux sans raison. Certains trouvent qu'il aime trop le sang. Mais après tout le sang coule à flots chaque jour dans le royaume et les princes ont appris très jeunes à le voir couler. Les enfants royaux ont souvent vu pendre, décapiter, brûler sur un bûcher ou même écarteler, des hommes ou des femmes amenés sur le lieu du sacrifice en charrette, vêtus d'une chemise maculée de sang, après avoir été soumis à la question. Ils savent que cette façon de faire est celle de la justice royale.

Charles est tourmenté, car même lorsqu'il aura atteint sa majorité sa reine de mère ne le laissera pas gouverner comme il le souhaite. C'est elle qui choisit les membres du conseil et sous prétexte qu'il ne faut pas risquer la vie du roi, elle l'empêche d'aller à la guerre, de sorte que c'est à son frère Henri que revient le prestige des campagnes militaires. Elle n'a d'yeux que pour ce frère, qui est nommé lieutenant général du royaume, et qui s'attribue les victoires, alors qu'il est moins porté que Charles aux exercices physiques. Henri est le fils préféré de Catherine et Charles en souffre.

Après le dîner du roi, Paré passe souvent du temps avec lui, en tête à tête, pendant l'heure de liberté que s'accorde le jeune monarque, les jours où il préfère l'étude à la forge, au jeu de paume ou à la chevauchée.

Esprit curieux, le jeune roi écoute ce chirurgien qui sait des choses que son entourage ignore. Il lui explique comment est fait le corps humain, qui est encore un grand mystère pour le commun des mortels, fussent-ils gens de cour. Il lui montre les planches qui illustrent ses livres, figurant les os du squelette, les muscles qui le font marcher et les organes. Il connaît les maladies qui frappent les hommes et il peut en expliquer les causes, bien qu'elles soient le plus souvent d'origine divine. Et puis, il peut parler pendant des heures, des monstres de toutes sortes, qu'il a vus ou dont il a lu la description dans des livres.

En effet, le conseiller du roi est passionné par les monstres. Il s'informe par la lecture des ouvrages anciens, il en parle avec ses collègues au cours de ses pérégrinations. Ceux-ci en retour lui rapportent les cas dont ils ont eu connaissance et parfois même lui font parvenir un spécimen. Ainsi, on lui a donné deux jumeaux nés à Tours n'ayant qu'une seule tête, qu'il conserve dans son cabinet. On lui a confié l'autopsie d'un enfant mort-né en 1546, ayant deux têtes, deux bras et quatre jambes. Comme Paré n'avait trouvé qu'un cœur à l'autopsie il avait conclu qu'il n'était qu'un.

Il collectionne les histoires merveilleuses. Celle des deux filles nées à Vérone en 1475 qui étaient unies l'une à l'autre par le dos. Tant qu'elles vécurent, elles furent montrées de ville en ville par leurs parents, qui étaient pauvres et gagnaient ainsi de quoi nourrir la famille.

Ou encore le cas de deux filles unies depuis le menton jusqu'à l'ombilic, nées à Pont de Sée près d'Angers, qui vécurent environ une heure, ainsi que le cas d'un enfant mâle ayant quatre bras et quatre jambes né le 9 janvier 1529 en Allemagne. Ou encore le monstre qui naquit à Ravenne en 1512, ayant une corne sur la tête, deux ailes en place des bras, une seule jambe avec un pied griffu, un œil à la place du genou et deux sexes male et femelle l'un à côté de l'autre.

Le chirurgien cherche à comprendre les mécanismes qui sont à l'origine des monstruosités. Il pense que lorsqu'il y a excès de chair – tête, bras, jambes ou autres surnuméraires – c'est généralement dû à un excès de semence. La surabondance de semence peut aussi être à l'origine de jumeaux, triplés, quintuplés. Parfois même certaines femmes peuvent enfanter dix voire vingt enfants ! Il y en a des exemples dans les livres des anciens. Contrairement à ce que certains prétendent, ce n'est pas parce qu'elles ont plusieurs loges dans l'utérus comme les animaux, car l'anatomiste a bien vérifié que les femmes n'ont qu'un utérus sans logettes. Par conséquent, ce ne peut être dû qu'à la surabondance de semence.

Le défaut de semence au contraire, entraîne la formation de monstres à qui il manque une partie comme un bras, une jambe ou une main. Ainsi Paré a dans sa collection un corps sans tête, qui lui a été donné en 1562 par Monsieur Hautin docteur régent à la faculté de médecine de Paris. Ce peut être aussi parce que la matrice est trop petite ou encore que la femme s'est tenue trop longtemps jambes croisées comme le font les couturières, contraignant ainsi la matrice.

Le chirurgien raconte au jeune roi des histoires tirées de ses lectures. Comme le cas de cette fille, rapporté par Lycosthène, qui avait le corps en tout bien proportionné, mais avec deux têtes. Elle gagnait sa vie en allant quémander de maison en maison et on lui donnait en raison de l'émerveillement qu'elle provoquait. Mais finalement elle fut chassée de la ville, parce qu'on craignait que sa vue n'entraîne la formation de monstres chez les femmes enceintes en perturbant la vertu imaginative. En effet, les monstres peuvent être engendrés aussi par l'imagination, du moins pendant la période de formation qui dure quarante jours pour un garçon et cinquante pour une fille.

Ainsi, on rapporte que Persine, reine d'Ethiopie, de peau noire, conçut une petite fille blanche, parce qu'elle avait beaucoup regardé un portrait de la belle Andromède pendant la période de conception. On a rapporté aussi qu'une petite fille naquit couverte de poils parce que sa mère avait trop regardé la figure d'un Saint Ichian vêtu de peaux de bêtes.

Hippocrate raconte le cas d'une princesse qui était accusée d'adultère pour avoir donné le jour à un enfant noir. Il la sauva de la mort en attribuant le fait à ce qu'elle avait un portrait de more dans sa chambre, qui avait été cause de ce phénomène par l'effet de la vertu imaginative.

Certains monstres mi-hommes mi-bêtes, sont dus à la fornication avec un animal. On connaît l'exemple de la femme qui donna naissance à un enfant dont le corps était d'un chien, ou encore du berger dont la chèvre chevreta un chevreau ayant une tête humaine.

En 1254, près de Vérone une jument poulina un poulain qui avait le corps d'un cheval, la tête d'un homme et qui parlait. Il fut tué par un paysan comme une chose monstrueuse. Le paysan fut jugé pour crime, puisque la tête était humaine et parlait. Les magistrats débattirent longuement avant de se prononcer sur ce cas hors du commun, mais finirent par acquitter le paysan.

On raconte aussi l'histoire d'une vache qui mit bas un veau dont certaines parties du corps étaient d'un homme – mi-veau, mi-homme. Les villageois accusèrent le pasteur d'avoir forniqué avec la bête et voulaient le faire brûler pour sorcellerie. Il fut sauvé par un certain Albert, expert en astronomie, qui attribua fort opportunément la naissance du monstre à la conjonction astrale.

Paré peut aussi montrer au roi adolescent des images de bêtes extraordinaires, comme la baleine qu'il a vu réellement à Biarritz, ou le nautile dont il a vu une coquille. Il lui raconte comment les pêcheurs de Biarritz se sont organisés pour chasser le monstre gigantesque et tout ce qu'ils en retirent. Il lui raconte aussi des histoires d'animaux dont il a eu connaissance par des lectures, comme le cheval de mer, le veau marin, l'éléphant de mer, le rhinocéros, le caméléon, l'autruche, ou encore un monstre ayant une tête d'ours, les bras et les mains d'un singe et le reste d'un poisson. Il lui décrit aussi le triton et la sirène qu'on a vus depuis la plus haute antiquité dans le fleuve Nil où ils vivent, qui ont un corps humain et une queue de poisson.

Pour l'amuser, il lui raconte l'histoire qui arriva au maitre-barbier François Louis qui exerçait à Orléans. Il avait la réputation de bien arracher les dents et on venait le voir pour cela. Un jour qu'il s'était absenté pour dîner, son employé, un solide Picard étant seul à la boutique reçut la visite d'un paysan qui voulait se faire ôter une dent qui le faisait souffrir. Sans hésiter le Picard s'employa à ôter la dent. Mais ne sachant pas la reconnaître il en extirpa à grand peine une qui était saine. Alors, cherchant toujours la dent malade, il en arracha deux de plus. Comme le paysan, malgré sa naïveté commençait à se fâcher, le Picard lui conseilla de se calmer, car si le maître arrivait il lui ferait payer pour l'extraction de trois dents au lieu d'une. Sur ce le barbier arriva effectivement, alors le paysan qui ne voulait ni ne pouvait payer plus que pour une dent, s'enfuit sans demander son reste, ayant perdu trois bonnes dents et conservé sa dent gâtée.

Le roi Charles, de son côté, a montré à son mentor cet œuf monstrueux dont lui avait fait présent le baron de Senecy. Il était supposé contenir un monstre en puissance, puisque la chambrière d'un avocat d'Autun, ayant cassé pour cuisiner un œuf de la même couvée, avait été merveilleusement épouvantée d'en voir sortir un monstre ayant face humaine, les cheveux et la barbe de serpent et que le chat qui avait lapé le blanc en mourut sur le champ. On décida donc de conserver cet œuf comme objet de collection et de ne pas céder à la tentation de briser sa coquille pour voir ce qu'il contenait réellement.

Il arriva un jour, que le roi fut maladroitement blessé par un autre chirurgien au cours d'une saignée. La lancette plantée par le chirurgien au niveau du pli du coude manqua la veine et piqua le nerf. Cela provoqua une terrible douleur en éclair, à la suite de quoi le bras du jeune roi resta fléchi, bloqué, sans qu'il lui fût possible de l'étendre ou de le fléchir. Paré le prit en charge et au bout de trois mois de soins, d'exercices et de patience, le roi récupérait la fonction de son bras. Il lui en fut très reconnaissant et le 1er janvier 1562, sous les ors du château de Saint-Germain où résidait alors la famille royale, Ambroise Paré prêtait serment comme premier chirurgien du roi à la suite de Nicolle Lavernot.

8. Le grand tour

Arrive bientôt Maître Nicolas Radanet, procureur au parlement, un ami qui demeure aussi dans la rue de l'Hirondelle.

— Ah ! Mon cher Nicolas ! Je suis bien aise de vous voir. C'est peut-être la dernière fois !

— Mais non mon Ami ! Il ne faut pas dire cela !

— Comme la mort approche, je revois en mémoire les moments heureux que j'ai passés ici avec mes collègues et amis, car si j'avais des ennemis, j'avais aussi beaucoup d'amis.

— Je me souviens bien de maître Hery.

— Oui mon ami Thierry, qui participait souvent à nos discussions. Il avait séjourné deux ans en Italie à étudier la grosse vérole, puis de retour à Paris il avait publié un ouvrage qui fait référence et dont je me suis inspiré d'ailleurs pour écrire le mien. Nous avions fait des dissections ensemble pour Sylvius et nous avions été admis au collège de Saint Côme en même temps.

— Cela fait plus de trente ans, non ?

— Oui c'était en 1554, si ma mémoire ne me fait pas défaut. Notre ami Estienne de la Rivière, nous avait bien aidés dans cette affaire. Lui aussi a participé souvent à nos travaux, tout comme François Rasse. Hélas ! Tous sont morts à ce jour.

Maître Radanet tente d'orienter la conversation sur un ton moins lugubre.

— Martin Boursier aussi a vécu dans cette maison et Pierre Pigray. Ils sont tous deux encore vivants, comme vous.

— Ce cher Martin. Un fidèle. Malheureusement il est en campagne actuellement. Mais, ne me parlez pas de Pigray ! L'ingrat ! Il a pris position contre moi à propos de la ligature des vaisseaux. Moi qui lui ai tant appris !

Silence de Radanet.

— Les étrangers qui venaient de toute l'Europe, qui ont demeuré chez nous et participé aux réunions, m'ont été plus fidèles, qui ont répandu la méthode chez eux. Il y en avait même un qui venait de Silésie.

Bientôt le malade est pris d'un nouvel accès de tremblements, il cesse de parler, ses yeux se ferment et il repart dans son passé. On est vingt-huit ans en arrière. L'inimitié entre catholiques et protestants va virer à la guerre après le massacre de Vassy. Le dimanche 1er mars 1562, le duc de Guise revenant de Saverne à Paris avec une escorte de cavaliers, s'arrête à Vassy pour la messe. A peu de distance de l'église, les protestants de la ville rassemblés dans une grange chantent des cantiques qui sont perçus dans l'église et perturbent la messe. Les catholiques sont agacés, on sort, on s'injurie, puis on en vient aux mains. Les protestants lancent des pierres et atteignent le duc. Alors Guise, qui jusque-là avait évité d'intervenir, laisse ses soldats riposter à coup d'épée et d'arquebuse. Ils tuent un grand nombre de protestants. Les passions vont se déchaîner et dans tout le royaume des groupes des deux religions vont s'entretuer.

Les deux camps s'organisent. Les chefs du camp catholique, le duc de Guise, le connétable de Montmorency et le maréchal de Saint-André représentent le roi et la légalité. En face, les protestants sont commandés par le prince de Condé et son frère Antoine de Bourbon, roi de Navarre, qui lui est moins assuré dans ses convictions, et va bientôt rentrer dans le rang catholique sous la pression de la reine-mère Catherine, et peut-être aussi appâté par l'espoir que le roi d'Espagne, farouche catholique, lui cède la Navarre espagnole. Paré, chirurgien du jeune roi va participer à plusieurs combats dans le camp royaliste.

En octobre 1562, les catholiques assiègent Rouen tenu par les protestants soutenus par des soldats anglais commandés par le même Montgomery qui avait involontairement tué Henri II et que la reine-mère déteste. Elle est présente au combat, au milieu des soldats, dans les tranchées, indifférente au danger avec le jeune roi âgé de douze ans qui aime l'ambiance militaire. Les combats font un grand nombre de morts et de blessés dans les deux camps. La ville est prise et le 26 octobre, la reine mère et le roi y font leur entrée.

Paré est confronté à un problème difficile. Toutes les blessures suppurent et sont envahies par les vers. Il attribue le phénomène à la corruption de l'air, mais il modifie tout de même sa façon de traiter les plaies en renonçant à la fameuse huile de petits chiens au profit de lavages au vin et à l'eau de vie additionnée d'égyptiac. Combien de petits chiens avaient dû être martyrisés jusqu'à ce jour !

C'est à ce siège que le roi de Navarre, qui a maintenant rejoint le camp catholique, est blessé à l'épaule d'un coup d'arquebuse. Son chirurgien personnel Gilbert, le chirurgien du prince de la Roche-sur-Yon Pierre Le Fèvre, le chirurgien du roi de France Ambroise Paré et d'autres plus obscurs sont à son chevet. On explore la plaie, mais on ne trouve pas la balle. Chacun à tour de rôle fouille la plaie avec des sondes et des pinces, persuadé que c'est lui qui va la trouver, mais sans succès. On conclut que le projectile a du pénétrer dans le corps et que le roi va guérir. Tous sont de cet avis sauf Paré qui – à son cœur défendant, car Navarre était un de ses bienfaiteurs, l'ayant jadis recommandé au roi – émet un pronostic fatal. Il pense que si la balle est introuvable, c'est parce qu'elle a pénétré dans l'articulation et qu'elle va donc provoquer une infection qui sera mortelle. Malheureusement, il ne se trompe pas et le père du futur Henri IV meurt le 17 novembre aux Andelys où il a été transporté. A l'autopsie Paré trouve la balle dans l'articulation comme il l'avait prédit.

Le 19 décembre 1562, dans la plaine de Dreux, catholiques et protestants s'affrontent en bataille rangée. Saint André est tué, Montmorency est prisonnier des protestants et Condé est prisonnier des catholiques. Coligny, qui a pris la tête des protestants, se replie sur Orléans et Guise seul chef catholique qui reste, décidé à en finir, assiège Orléans. La reine Catherine est présente encore à ce siège.

C'est au cours de ce siège que le duc François de Guise – le balafré – est tué le 18 février 1563 par le protestant Poltrot de Méré, de trois balles dans le dos, alors qu'il va rejoindre sa femme qui réside non loin de là à Saint-Mesmin. L'assassin est retrouvé endormi dans une grange le lendemain. Transféré à Paris, il est soumis à la question, il avoue, il est condamné à mort et exécuté le 18 mars. Toute la cour assiste au spectacle. Le bourreau coupe le poing du supplicié d'un grand coup de hache, puis il lui lacère la poitrine et verse du plomb fondu dans les plaies. Après quoi on l'écartèle, les membres étant arrachés par quatre chevaux que l'on fouette hardiment, puis on brûle le corps.

La responsabilité de l'assassinat perpétré par le protestant est attribuée à Coligny. Le jeune Henri de Guise, fils de François, jure sur la dépouille de son père de le venger et il le fera lors de la nuit tragique de la Saint-Barthélemy.

Les chefs ayant été décimés, il devient possible de faire la paix. L'édit d'Amboise est signé le 13 mars et le 28 juillet catholiques et protestants unis boutent l'anglais hors du Havre. Paré peut rentrer à Paris, retrouver sa femme, sa fille et ses chères études. Le 12 aout 1563, le roi fait son entrée à

Rouen, monté sur un cheval tout caparaçonné d'or. Il tient un lit de justice et se déclare majeur, étant âgé maintenant de 13 ans. La reine-mère lui rend hommage à genou. Le jeune roi lui tend la main, l'aide à se relever et la prie de continuer à exercer sa fonction. La régence de Catherine de Médicis continue.

*

La reine-mère décide alors d'effectuer un grand tour de la France, afin de présenter le jeune roi Charles IX à ses sujets et de lui faire découvrir son royaume pour susciter ou renforcer l'attachement du peuple à son monarque. Le roi va rencontrer ainsi les notables, les gens de pouvoir et de décision dans chaque ville et chaque province traversée, et étant acclamé par le peuple, il cessera d'être un personnage fictif et lointain, pour devenir un personnage en chair et en os que l'on pourra aimer et soutenir, ce qui renforcera sa légitimité en ces temps troublés. On se déplacera en grande pompe, avec toute la cour, on déploiera tout le faste royal, on donnera de grandes fêtes et le roi assisté de ses ministres exercera son ministère chaque jour de la ville où il se trouvera, car le roi est partout chez lui dans le royaume.

On part en janvier 1564 et le voyage durera deux ans. Paré, maintenant premier chirurgien du roi fait partie du cortège. Au matin du 14 le convoi royal s'ébranle. En tête chevauchent les régiments de gardes françaises dans leurs uniformes chamarrés, armés d'épées et d'arquebuses, précédés de leurs oriflammes et accompagnés des trompettes et des tambours jouant des musiques martiales. Puis viennent les Ecossais, les Suisses et les hommes à pied armés d'épées et de piques.

Les coches richement ornés du roi, de son cousin Henri de Navarre, des enfants royaux Alexandre Edouard duc d'Orléans qui sera bientôt rebaptisé Henri et deviendra duc d'Anjou, Marguerite, qui sera la reine Margot, et Hercule qui sera bientôt lui aussi rebaptisé en François et deviendra duc d'Alençon, la litière de la reine mère, des dames de sa suite et des belles de son escadron volant, sont encadrés en avant, en arrière et sur les côtés de gentilshommes armés à cheval. Puis viennent les dignitaires, les ministres, les secrétaires d'État et le reste de la cour, les dames en chariots, les hommes à cheval.

Ils sont suivis des gens de robe, des médecins, des chirurgiens dont le premier chirurgien du roi, Ambroise Paré, des barbiers, des apothicaires, des tailleurs, des officiers de bouche, de la vènerie, des cordonniers, tailleurs, tapissiers et autres. Suit une longue cohorte de chariots transportant les costumes, les tapisseries, les coffres, les meubles, la vaisselle précieuse et tout ce qui servira à décorer les châteaux ou parfois les demeures de hobereaux, où l'on fera étape.

La file est interminable et bruyante. Le martèlement des sabots de cheval, le roulement des roues ferrées des carrosses et des chariots, les aboiements des meutes, font un vacarme assourdissant que les musiques ne parviennent pas à dominer.

On n'arrive à Fontainebleau que le 31 janvier et on n'en repart que le 13 mars, après avoir achevé les préparatifs du voyage et participé à des festivités quotidiennes. On progresse par étapes, ville par ville, le roi étant présenté à son peuple dans chaque ville. A Châlons-sur-Saône on embarque dans un grand bateau somptueusement décoré pour descendre le fleuve jusqu'à Lyon.

Comme tous les membres de la cour, Paré est de toutes les cérémonies, de toutes les réceptions, de toutes les fêtes, et en plus il est très occupé, car il n'y a pas de jour sans que quelque membre de la cour ne tombe malade, ne se blesse ou ne se brûle. Pourtant, chaque fois qu'il le peut il s'astreint à satisfaire sa soif de connaissance auprès des médecins qu'il rencontre et avec lesquels il échange des idées.

A Vitry-le-François, on présente au chirurgien, dont on connaît l'intérêt pour les phénomènes extraordinaires et les monstres, un jeune homme barbu qui a changé de sexe. Etant fille dans son enfance, jusqu'à l'âge de 15 ans, il arriva qu'un jour, sautant un fossé, la fille ressentît un choc dans le bas-ventre et s'en fut en courant affolée chez sa mère, disant que ses tripes lui étaient sorties du ventre. Les tripes en question étaient en fait des organes masculins qui venaient de s'extérioriser.

A Nancy, Nicolas Picard montre au chirurgien du roi sa méthode pour réduire la luxation de l'épaule en tirant sur le bras du blessé passé par dessus un barreau d'échelle.

En juin on est à Lyon. Les cérémonies sont fastueuses malgré la misère qui frappe le pays. Le roi apparaît à son peuple vêtu de velours vert sous un dais richement brodé, suivi de son jeune frère, le duc d'Orléans, futur Henri III et de son cousin Henri de Navarre, futur Henri IV, tous deux vêtus de velours rouge. Fêtes, feux d'artifice, festins, spectacles, chants et danses, se succèdent chaque jour.

Mais bientôt survient la peste et on se hâte de quitter la ville. Paré y a déjà été confronté et il publiera bientôt sur la recommandation de la reine mère son livre de la peste. Il recommande de partir sachant que la meilleure façon d'échapper à la terrible maladie qui frappe aussi bien les riches que les pauvres, les seigneurs que les manants, est de partir tôt et loin. On part donc le 9 juillet vers le sud, mais la peste suit et on doit à chaque étape repartir rapidement. On visite Aix en Provence et Marseille où le roi passe en revue les galères. Contraste entre l'opulence des princes et le malheur des galériens !

On passe le mois de décembre à Montpellier, où Paré rencontre des médecins fameux de la brillante université. C'est ici qu'il apprend que la saumure d'anchois guérirait de la peste, qu'il découvre les vertus que l'on attribue à l'antimoine, qui ne sont pas reconnues à Paris et qu'il est mordu par une vipère dans la boutique d'un apothicaire nommé Jacques de Farges ; lequel était huguenot et allait être pendu à une fenêtre de sa maison quelques années plus tard.

L'apothicaire fabrique un onguent à la thériaque. Pour cela il élève plusieurs vipères dans un bocal en verre. Paré toujours curieux demande à les examiner. Il plonge doucement la main dans le bocal pour éviter de les effaroucher, en saisit une, et pour examiner la disposition des dents, il tente de lui ouvrir la bouche. Ce qui devait arriver arriva, il est mordu au pouce, au bord de l'ongle, à la jonction de l'ongle et de la pulpe. La douleur est très vive. Il pose aussitôt un lien serré autour de son doigt, pour faire saigner la plaie et empêcher le venin d'aller plus loin. Puis il se fait apporter de la thériaque qu'il mélange à de l'eau de vie dans la main d'un serviteur. Il trempe un coton dans la solution et il l'applique sur la morsure. Il guérit sans complications et la plaie cicatrise en quelques jours.

Certains charlatans sur les marchés se font piquer par leurs aspics pour montrer qu'ils sont bien immunisés par la thériaque qu'ils produisent afin de mieux la vendre. En fait il s'agit d'aspics qu'ils nourrissent de bonnes viandes et dont le venin est moins virulent, et surtout, ils les font mordre dans la viande pour vider leur venin avant de faire leur démonstration. On raconte ainsi qu'un jour, un homme jaloux de son voisin éleveur de serpents substitua un de ses aspics d'élevage par un sauvage. Lorsque le charlatan se livra à sa démonstration, ne prenant aucune précaution parce qu'il ignorait la véritable venimosité du serpent, il fut mordu et en mourut.

Ambroise a la peau dure. Six mois auparavant il était cloué au lit, suite à une vilaine fracture qui aurait pu lui valoir l'amputation. Il allait visiter un malade au village des Bonshommes près de Paris accompagné de Jean Nestor Docteur régent à la faculté de médecine, Richard Hubert et Antoine Portail maîtres barbiers-chirurgiens. Il fallait traverser la Seine en bateau. Comme son cheval rechignait à embarquer, Paré lui donna un coup de houssine sur la croupe. En réponse, le cheval lui envoya une ruade si forte qu'elle lui brisa les deux os de la jambe gauche à quatre doigts au-dessus de la cheville. Craignant que le cheval ne rue derechef, Ambroise se recule aussitôt brusquement de quelques pas. Alors, les os fracturés perforent les chairs, la chausse et la botte, provoquant une violente douleur qui manque de lui faire perdre connaissance. Ambroise a très mal et il a surtout très peur qu'il ne faille lui couper la jambe, sachant que la fracture ouverte expose à la gangrène. Il invoque Dieu, que dans sa bénignité il lui porte secours.

Ses amis le transportent dans une maison du village, l'un le tenant par le corps, l'autre la jambe, l'autre le pied. Les secousses provoquent des douleurs terribles, encore plus vives qu'au bateau et le chirurgien craint qu'elles n'aggravent les dégâts.

On le place dans un lit, on lui essuie le corps, car il est trempé de sueurs comme s'il avait été jeté à l'eau. Il est pris en charge par ses collègues, mais il dirige les opérations. Paré demande à Richard d'oublier leur amitié et de ne pas le ménager pour obtenir un bon alignement des os, si besoin en y mettant les doigts. Ensuite on compose un médicament avec les ingrédients disponibles au village, blanc d'œuf, farine de froment, suie de four et beurre frais fondu. Ayant réduit la fracture par des tractions extrêmement douloureuses, on applique le mélange sur la plaie. Puis on fait le bandage et on met en place une attelle faite de lattes de bois de deux à trois doigts de large, cintrées pour mieux épouser la forme de la jambe. Les attelles sont étendues du talon à l'aine, entourées de paille et fixées avec des rubans comme ceux qu'utilisent les femmes pour attacher leurs cheveux.

Après quoi le blessé endure les douleurs du transport en bateau et en chariot. Puis, ayant été ramené chez lui, le chirurgien se fait tirer trois palettes de sang de la veine basilique gauche, comme on le fait couramment. Au second appareil on lui applique l'onguent rosat et l'on trempe les compresses d'oxycrat et de vin pour les tenir humides. Après, dans la plaie il fait mettre des poudres catagmatiques céphaliques avec un peu d'alun cuit pour faire sortir les esquilles d'os.

Il s'astreint à une diète extrême, ne mange que douze pruneaux de Damas et six morceaux de pain par jour pendant sept jours. Il boit une chopine d'hypocras et d'eau, parfois un bol de café avec un peu de rhubarbe. Puis, pour faciliter la formation du cal osseux il mange des aliments propres à former sa substance : gigoteaux, pieds de bœuf, groins et oreilles de porc, têtes de chevreau et de mouton, riz et orge mondé et au dessert châtaignes et nèfles. Il reste ainsi trois mois allongé, puis encore un mois sans pouvoir bien appuyer sans canne en raison des douleurs.

Comme il connaît bien les risques d'eschare aux points d'appui, il se fait élever souvent les talons et placer sous le siège un bourrelet de figure ronde rempli de duvet « afin que le croupion fût porté en l'air et qu'il ne touchât rien ». En quatre mois Paré fut guéri d'une fracture ouverte qui aurait pu lui valoir l'amputation.

*

Pendant le voyage de retour on fête le 1er janvier 1565, qui par l'édit promulgué au château de Roussillon, devient désormais définitivement le premier jour de l'année. C'est pendant ce voyage que Paré apprend le décès du grand anatomiste Vésale mort dans une île de Grèce, suite à un naufrage survenu au retour d'un voyage en terre sainte. Des rumeurs extravagantes courent à son sujet. Il aurait fait ce pèlerinage pour se faire pardonner des fautes graves. On dit en effet qu'il aurait ouvert pour la dissection un homme et une femme encore vivants. Paré n'y croit pas. On vit une période où les rumeurs les plus folles, parfois suscitées par des gens malveillants circulent et sont d'autant plus fréquentes que l'on est célèbre. Ne l'a-t-on pas accusé lui-même d'avoir mis du poison dans l'oreille de François II ?

A Salon-de-Provence il rencontre Nostradamus, apothicaire et médecin, un peu plus âgé que lui, mais déjà bien proche de la mort, auquel la reine-mère a voulu rendre visite pour sa réputation de mage, lui qui avait prévu la mort d'Henri II en tournoi.

« Le lyon jeune le vieux surmontera,
En champ bellique par singulier duelle,
Dans caige d'or les yeux luy crevera :
Deux classes une, puis mourir, mort cruelle. »

A Bayonne la reine-mère rencontre sa fille Elisabeth qu'Henri II avait donnée en mariage au roi d'Espagne, Philippe II. Elle organise des festivités somptueuses qui durent près de deux semaines pour éblouir les Espagnols, mais le roi d'Espagne n'a pas jugé utile de se déplacer pour y assister.

A Biarritz, Paré voit enfin les baleines autrement qu'en dessin, car il a beaucoup lu sur les monstres marins. La baleine est le plus grand monstre poisson qui se trouve en la mer, longue de trente-six coudées et large de huit, « avec des yeux plus gros que la tête d'un homme ». Au milieu du front elle a un conduit par lequel elle attire l'air et jette une grande quantité d'eau, « comme une nuée de laquelle elle peut remplir les esquifs et les renverser ». « Elle a deux grandes ailes aux côtés avec lesquelles elle nage et cache ses petits quand ils ont peur ». Sa queue comparable à celle d'un requin remue si fort l'eau qu'elle peut renverser un esquif. « Lorsqu'elle est saoule et brame et crie, on peut l'entendre d'une lieue de distance ». Le mâle a des testicules et un membre génital et la femelle a des mamelles et donne naissance à des petits vivants qu'elle allaite, ce qui pour un poisson ne manque pas d'être surprenant.

Au village de Biarritz, il y a une montagnette sur laquelle on a édifié une tour pour le guet. Lorsque les guetteurs repèrent les baleines à leur jet d'eau et au bruit qu'elles font, ils sonnent une cloche et tous les équipages se précipitent en mer. Certains sont dédiés à ramer, d'autres ont des dards barbelés avec lesquels ils harponnent l'animal et d'autres sont dédiés à repêcher ceux qui pourraient tomber à l'eau, car la pratique est risquée.

Lorsqu'ils ont planté un dard dans l'animal, les marins laissent filer les cordages pendant un temps pour le fatiguer, avant de le ramener et de le traîner vers la terre. Les dards portent une marque permettant de savoir qui a eu le mérite de harponner l'animal. Puis on partage le butin selon le mérite de chacun. La viande n'est pas bonne et on ne mange que la langue et le lard. On utilise la graisse pour brûler et pour en frotter les bateaux. Des lames qui sortent de sa bouche on fait des vertugales pour les femmes, des manches de couteaux et autres choses décorées. Des os on fait des clôtures pour les jardins et des vertèbres on fait des marches ou des sièges. Paré en a rapporté une à Paris.

Il se trouva que pendant le séjour à Clermont en Auvergne, où l'on avait fait halte parce que c'était le pays de

Madeleine de la Tour d'Auvergne, la mère française de Catherine de Médicis, un seigneur offrit au roi un bézoar censé protéger du poison, ce qui pouvait s'avérer très utile dans une cour ou l'empoisonnement constituait un moyen simple, efficace et discret de se débarrasser d'un personnage gênant. La reine-mère elle-même grâce à son astrologue Ruggieri était experte en la matière, et comme son fils préféré était Henri, qui succèderait à Charles s'il lui arrivait malheur, mieux valait être prudent.

*

Le bézoar est un corps étranger qui se forme dans l'estomac de certains animaux par l'agglomération de fibres végétales et de poils, jusqu'à prendre la consistance d'une pierre. On lui prête alors des vertus curatives, d'autant plus puissantes qu'il provient d'Orient. Celui qui provient d'une espèce de bouc des pays orientaux est particulièrement apprécié. On le râpe pour absorber la poudre.

Le roi, intéressé, curieux, mais pas crédule, prit donc l'avis de Paré, qui répondit qu'à son avis il serait risqué de se fier à ce type de médecine. Cependant d'autres à la cour ne partageaient pas cet avis, car on croyait d'autant plus à l'efficacité d'une méthode ou d'une substance qu'elle paraissait plus exotique et mystérieuse, comme on plaçait une grande confiance dans la poudre de licorne, le sang de dragon ou la mumie. Paré proposa donc d'expérimenter sur quelque coquin condamné à mort, en contrepartie de la promesse de lui laisser la vie sauve, afin de savoir objectivement si le bézoar s'avérait efficace ou pas. Ce qui fut fait aussitôt.

Le roi envoya donc quérir rapidement Monsieur de la Trousse, prévôt de son hôtel et lui demanda s'il avait en prison quelque coquin qui eut mérité la mort. Le prévôt lui répondit qu'il avait bien un cuisinier qui avait dérobé deux plats d'argent en la maison de son maître où il était domestique et le lendemain devait être pendu et étranglé. Le roi lui expliqua qu'il voulait faire l'expérience d'une pierre qu'on disait bonne contre tous les venins, que donc il souhaitait que l'on propose au cuisinier de prendre d'abord une potion empoisonnée, puis un peu de poudre de la pierre de bézoar, et que s'il n'en mourait pas il serait gracié de la peine de mort.

Que voulez-vous que fît le condamné ? Il accepta, puisqu'il avait ainsi un petit espoir d'échapper à la mort, alors qu'il n'en avait aucun autrement. En outre il y avait une chance que le bézoar fut efficace, puisqu'après tout c'était un cadeau qu'un seigneur avait eu l'audace d'offrir au roi de droit divin.

Le cuisinier accepta donc, disant qu'il aimerait encore mieux mourir dudit poison en sa prison que d'être étranglé à la vue du peuple. Sur le champ, un apothicaire servant fut mandé, qui prépara une potion contenant du poison. On la donna à boire au condamné, suivie aussitôt de la poudre de pierre de bézoar. Sitôt après avoir absorbé les deux potions, le cuisinier se mit à vomir et bientôt aller à la selle avec des épreintes terribles, disant qu'il avait le feu au corps et demandant de l'eau à boire. Ce qui ne lui fut point refusé, mais ne le soulagea pas le moins du monde.

Paré alla le voir en prison une heure après et vit un homme hagard, haletant, la langue pendante, se tordant de douleur et réclamant sans cesse de l'eau. Il lui fit donner un demi setier d'huile comme contrepoison, mais rien n'y fit et le malheureux mourut dans d'atroces souffrances, au bout de plusieurs heures.

Le roi, la cour et Paré lui-même ne pouvaient même pas imaginer que l'on pût évoquer la cruauté de la méthode, puisque c'était un condamné, que de toute façon il allait être mis à mort, qu'il avait pris le poison de son propre chef, étant bien informé du fait qu'il en mourrait si le bézoar s'avérait être inefficace et qu'enfin il avait dit qu'il préférait mourir du poison qu'être pendu en public.

Le chirurgien avait un sens de l'expérimentation qui en homme de son temps, ne s'embarrassait pas trop d'éthique. Ainsi, ayant appris d'une vieille femme durant la campagne d'Italie, que les oignons crus pilés avec un peu de sel étaient efficaces contre les brûlures, il expérimenta le procédé de façon comparative. Appelé auprès d'un Allemand, qui ayant fort bu avait malencontreusement mis le feu à son flasque, et avait été sérieusement brûlé aux mains et au visage, Paré appliqua les oignons sur une moitié du visage et les remèdes communs sur l'autre moitié. Au second appareil il constata que le côté traité par les oignons ne présentait pas d'ampoules, contrairement à l'autre qui en était tout parsemé. Il avait ainsi fait la preuve comparative de l'efficacité de la méthode.

Il avait mis au point un cautère qu'il appelle cautère de velours et l'expérimenta sur son valet. On distinguait alors deux types de cautère. Le cautère actuel consistant à appliquer le fer chauffé à blanc sur une plaie par exemple pour faire cesser le saignement et le cautère potentiel. Celui-ci consiste en l'application de caustiques en un point pour provoquer une ulcération, puis on entretient l'ulcération et la suppuration, qui sert d'émonctoire pour guérir certaines maladies en éliminant les humeurs corrompus. Pour cela on applique un emplâtre percé d'un orifice en son centre. On place un produit corrosif dans cette logette au contact de la peau, on recouvre par un autre emplâtre et un bandage. Cela se fait habituellement au niveau de la nuque ou à la partie haute du bras au niveau d'une fossette entre deltoïde et biceps. Paré essaya l'effet de son cautère sur le bras de son valet et le brûla jusqu'à l'os.

Lorsque le grand voyage prend fin, de retour à Paris, Paré retrouve avec bonheur sa femme Jehanne, dont la santé fragile le préoccupe et sa fille Catherine qui va sur ses sept ans et qu'il n'a pas vu grandir, son office, son travail ses études et ses écrits en cours.

Mais alors, c'est une épidémie de petite vérole – la variole – qui fait des ravages et frappe indistinctement riches et pauvres. La sœur du roi Marguerite de Valois, la future reine Margot, en fut atteinte et en réchappa sans que son beau visage en restât trop marqué, par contre, son frère le duc d'Alençon, qui n'était déjà pas bien beau, en resta défiguré. Comme les médecins ne sont pas assez nombreux pour faire face à l'épidémie, les chirurgiens et les barbiers doivent prêter main forte et Paré saisit l'occasion de cette expérience nouvelle pour écrire un nouveau traité *De la peste, de la petite vérole et de la rougeole, avec une description de la lèpre*, qui sera publié en 1568.

*

Cependant, les luttes entre partisans des deux religions sont loin d'être révolues et font présager de grands malheurs. Alors que la famille royale passait une agréable fin d'été au château de Montceaux, la reine-mère fut informée que les protestants nourrissaient le projet d'enlever le roi. On est d'abord incrédule, mais lorsque la nouvelle est confirmée par un deuxième informateur, on décide de quitter le charmant château de Montceaux pour aller s'abriter derrière les remparts de Meaux, puis on fait appel aux Suisses cantonnés à Château-Thierry et on rentre à Paris sous leur protection, alors que Condé à la tête d'une petite armée de huguenots campe non loin de la capitale, à Saint-Denis.

Alors, le 10 novembre 1567, une armée catholique commandée par le connétable attaque les protestants à Saint-Denis. Montmorency se bat comme un lion. Malgré son grand âge il fracasse plus d'un huguenot, mais il est blessé d'un coup de bâton à feu en plein dos. Il tombe au sol, paralysé et il est ramené à son domicile à Paris, rue Sainte Avoye, où Paré ne peut que constater que les lésions sont au-dessus de tout remède. Les catholiques ont gagné la bataille, mais le connétable meurt deux jours après.

Lors d'un autre affrontement, à Jarnac en 1569, entre catholiques commandés par Henri d'Anjou et protestants, c'est le prince de Condé qui est tué d'un coup de feu qui lui éclate la tête. Son neveu Henri, le fils du roi de Navarre qui a été tué au siège de Rouen, le futur Henri IV, âgé seulement de 16 ans devient alors le chef des huguenots.

Une autre bataille a lieu à Moncontour le 3 octobre 1569. Les pertes sont importantes dans les deux camps, mais les armées du roi, ici encore sous le commandement du duc d'Anjou gagnent la bataille. Le roi Charles IX est alors en attente à Plessis-Lès-Tours, avec sa cour, parmi laquelle est son premier chirurgien. On apprend que le comte de Mansfeld, gouverneur du Luxembourg, qui est venu à l'aide des catholiques français contre les huguenots a été gravement blessé.

Il est alité à Bourgueil et les soins que lui prodiguent deux chirurgiens du roi – Nicole Lambert et Richard Hubert – ne donnent pas de résultat. On demande alors l'aide d'Ambroise Paré. D'abord le roi ne veut pas se séparer de son premier chirurgien, mais il finit par céder sur l'insistance de son entourage, qui plaide en faveur de ce gentilhomme dont l'aide a été décisive.

À Bourgueil, Paré trouve dans la même chambre, Mansfeld et Bassompierre, ayant tous deux le coude fracassé, ainsi que le rhingrave Jean-Philippe II blessé à l'épaule. Bien soignés par le chirurgien du roi, les deux premiers auront la vie sauve moyennant un coude bloqué, mais le troisième mourra comme le roi de Navarre qui avait eu le même type de blessure.

Alors Mansfeld, fort satisfait des soins de Paré, le comble de présents et le recommande au duc d'Aerschot, dont le frère était aussi gravement blessé. Et voilà Paré parti pour les Flandres.

Arrivé au château d'Havré, près de Mons, le chirurgien du roi trouve un jeune homme dans un état pitoyable, maigre, efflanqué, affaibli, le teint jaunâtre, le fémur éclaté, baignant dans le pus, les fesses entamées, couché dans un lit d'une saleté repoussante, parce qu'il refuse qu'on en change le linge en raison de la douleur que provoquent les mouvements. Paré pratique des incisions pour évacuer le pus et l'inflammation, extrait chaque jour des esquilles d'os, refait le pansement et l'appareillage de la fracture et obtient que le blessé, qui étant désormais bien appareillé souffre moins, accepte que l'on change son linge. Au bout d'un mois, le jeune marquis va mieux et le chirurgien pense à rentrer chez lui. Alors on lui organise une grande fête flamande, à laquelle toute la ville participe, avec quantité de victuailles de bière, de vin, de musique et de danses, où on le traite comme un prince.

Paré s'apprête à rentrer à Paris, mais ce n'est pas fini, car le jeune homme presque guéri veut se rendre chez son frère au château de Beaumont. On l'y conduit en chaise à bras. Paré est du voyage, et au château les festivités durent trois jours. L'habile chirurgien est fêté et adulé comme un capitaine victorieux. Il va enfin pouvoir retourner à Paris. Mais ayant manifesté le désir de visiter Anvers avant de rentrer, il y est également fêté de façon princière. Son voyage aura duré deux mois, pendant lesquels il a soigné beaucoup de monde, pas seulement les princes, et il a lui le barbier qui ne sait pas le latin, été traité comme un prince.

Le six mars 1571, Ambroise Paré a le plaisir d'assister à l'entrée solennelle du roi dans Paris, qui avait été longtemps différée. Charles IX est accompagné de sa jeune femme Elisabeth d'Autriche, qu'il a épousée le 26 novembre 1570, très belle, très vertueuse, très sage et qui plus est amoureuse de son roi. Les rues de la capitale sont richement décorées, le peuple enivré de spectacles, de musique et de vin, scande « Vive le roi ! ». Ces deux dates seront les jours les plus heureux dans la vie de Charles.

9. La polémique

C'est Jehanne, la fille de son frère, le coffretier de la rue de la Huchette qui avait accueilli le jeune Ambroise à son arrivée à Paris, qui est au chevet du vieux chirurgien lorsqu'il reprend conscience. Jehan Paré est mort en 1560, Ambroise et sa première épouse Jehanne avaient alors recueilli l'enfant et l'avaient élevée comme leur fille.

— Ah ! C'est toi Jehanne ! C'est gentil d'être ici au chevet d'un mourant.

— Ne dites pas cela mon oncle ! Vous saurez résister encore une fois à l'adversité ! Vous y avez fait face toute votre vie, pour vous et pour les autres !

— Oh non ma petite ! Cette fois, je crois, est la dernière. J'ai échappé tant de fois à la mort sur les champs de bataille, qu'elle veut se venger. Elle ne me laissera pas lui échapper une nouvelle fois.

— Mon oncle ! Pensez à autre chose, s'il vous plaît ! Ne la provoquez donc pas ! Songez à des choses plus plaisantes !

Le vieil homme épuisé esquisse tout de même un sourire :

— Comme les fêtes que nous avons données à l'occasion de ton mariage avec mon élève Claude Viart ? Je me souviens, c'était en 1577, trois ans après la mort de ma chère Jehanne.

— Malheureusement, mon cher Claude m'a quittée six ans après, emporté par la maladie dans la force de l'âge. Mais, grâce à Dieu, mon nouveau mari lui aussi est un bon mari.

— J'en suis bien aise pour toi ! Tu le mérites bien ! S'il te plaît Jehanne ! Fais-moi porter en mon cabinet. Que je profite de cette accalmie pour revoir tout ce qui a entouré ma vie de chirurgien.

Jehanne appelle. Le valet Alphonse et Louison arrivent. Ils aident le vieil homme à descendre du lit et à s'installer confortablement dans son fauteuil, bien au chaud sous les couvertures. Puis on pousse le fauteuil vers l'étude du maître, qui jouxte la chambre.

C'est une grande pièce éclairée à un bout par deux hautes fenêtres l'inondant de la lumière blafarde de ce jour de décembre. A l'opposé, c'est la chaude lumière du feu brûlant dans la grande cheminée, qui fait resplendir le bois des meubles et les objets d'une lueur orange, et réchauffe le dos du vieux chirurgien. Les odeurs du bois brûlé et des plantes aromatiques que l'on jette dans le feu, parce qu'elles sont propres à traiter les maladies des poumons, se mêlent aux odeurs rances de la poussière des livres et des préparations anatomiques, qui meublent ce qui est à la fois une salle d'étude, avec sa grande table centrale, une bibliothèque avec ses rayonnages chargés de livres et un cabinet de curiosités.

Il y a des bocaux dans lesquels flottent des corps de fœtus monstrueux, qui ont un bras, une jambe ou des doigts surnuméraires ou au contraire d'autres auxquels il en manque. Il y en a auxquels manque la tête, et d'autres qui en ont deux, ou encore un seul œil cyclopéen. Ses confrères, sachant l'intérêt que le maître porte aux monstres, lui en envoient de toutes parts.

Posée à même le sol, l'énorme vertèbre de baleine que Paré a ramenée du voyage à Biarritz, a bien souvent servi de siège supplémentaire lors des réunions de travail. Le grand bec de toucan posé bien en évidence sur une étagère – tout ce qui reste de ce magnifique oiseau d'Amérique que le roi Charles avait donné à son conseiller – voisine avec la corne dentelée comme une scie de l'extraordinaire poisson que certains nomment licorne de mer.

Quant au gigantesque squelette d'autruche dressé sur ses pattes, dépassant la taille d'un homme, il occupe tout un angle de la pièce. C'est encore un don du roi, qui en a donné le squelette à son chirurgien lorsqu'une de ses trois autruches est morte.

Parsemées ci et là des boîtes en bois précieux contiennent divers petits objets insolites, comme ces calculs de toutes formes et de toutes couleurs extraits de la vessie des hommes, dont celui qui englobe une aiguille arrivée dans la vessie par on ne sait quelle voie, qui avait été montré à Charles IX.

La pièce maîtresse du cabinet est, allongée sur une table de dissection disposée transversalement sous les deux fenêtres pour bénéficier de la meilleure lumière – c'est une préparation anatomique. Le corps d'un coquin, qui avait été condamné à être pendu pour quelque vilenie, dont le chirurgien avait négocié le prix auprès du lieutenant criminel, voilà 25 ans de cela et dont il n'a anatomisé que la moitié droite, laissant intacte la moitié gauche. Il en a écorché la peau, disséqué et levé tous les muscles qu'il a laissés attachés par une seule de leurs insertions, de sorte qu'on puisse les soulever comme un couvercle pour découvrir les structures sous-jacentes.

Ainsi, le chirurgien pouvait à tout moment, étant confronté à une situation particulière, préparant une nouvelle intervention, se remémorer l'anatomie de la région en se portant simplement sur ce corps.

Il avait soigneusement choisi le sujet, pas trop vieux pour que les tissus ne soient pas trop affaissés, bien maigre, car la graisse se conserve mal, et qui fût simplement pendu sans avoir subi la question, qui eut certainement dégradé ses structures. Le résultat était une sorte de planche anatomique en relief.

Que de fois, tous ceux qui étaient autour de la table s'étaient levés ensemble, pour se pencher autour du sujet et discuter d'un point de technique opératoire. Car il y avait ici réunion plusieurs jours par semaine, pour débattre de chirurgie.

— Te souvient-il Jehanne comme nos réunions étaient animées, toi qui avec Catherine te faufilais souvent parmi nous, mue par la curiosité propre aux enfants ?
— Oui, c'est ici que j'ai vu pour la première fois celui qui allait devenir mon mari. C'était alors un jeune homme et je n'étais qu'une petite fille.
— Claude Viart. Il était originaire de Mantes, il vécut plusieurs années à la maison, il apprit l'essentiel du métier avec moi, puis s'installa chirurgien à Paris, avant votre mariage.
— Vous lui aviez légué vos instruments de chirurgie et les planches des illustrations de vos livres, mais il n'a pas eu le bonheur de vivre assez longtemps pour en prendre possession.
— En effet, je les lui avais légués en en gardant l'usufruit jusqu'à mon décès, mais il est mort avant moi, fauché dans la fleur de l'âge et ils sont toujours ici.

Un ange passe, puis Jehanne reprend :
— Il y avait aussi Jacques Guillemeau.
— Il était déjà chirurgien et fils de chirurgien. Il a vécu plusieurs années ici lui aussi. Il est lui aussi chirurgien du roi à présent. Tiens ! Il m'a rendu visite hier et il m'a posé des ventouses.

Bientôt Ambroise recommence à grelotter, tellement fort qu'il ne peut plus articuler un mot. Il grimace et il se tient le côté. On le ramène dans son lit et il perd connaissance. Il rejoint son monde où il revoit ses deux pires ennemis, Le Paulmier et Gourmelen.

*

Le Paulmier, il l'a croisé maintes fois, à la cour, car il prodiguait aussi ses soins au roi Charles, notamment en raison de ses troubles mentaux qui s'étaient aggravés depuis la Saint-Barthélemy. En présence du roi, sachant l'attachement que celui-ci portait à son chirurgien, Le Paulmier était tout sourire – sourire forcé, mais sourire tout de même – et il gratifiait Paré de « mon cher Ambroise », mais lorsqu'ils se croisaient dans une antichambre, le docteur régent de la faculté de Paris toisait le barbier d'un air méprisant, sans lui adresser la parole.

En 1569 Le Paulmier avait publié un traité sur les plaies par armes à feu, dans lequel il copiait partiellement Paré sans le citer et il le critiquait pour la méthode de traitement des plaies qu'il avait utilisée aux batailles de Dreux, de Saint Denis et de Rouen, où toutes les plaies suppuraient. Alors, en 1572, Paré avait riposté en ajoutant à ses *Cinq livres de chirurgie*, une *Apologie touchant les plaies faites par arquebuses*, dans laquelle il relevait les plagiats de Le Paulmier, répondait à ses critiques, disait qu'il avait vu plus de blessures par bâton à feu en un jour que notre médecin n'en verrait en toute sa vie et lui conseillait de corriger au plus tôt son livre, « attendu que les plus courtes fables sont les meilleures ».

Cette riposte fit scandale en raison du ton employé par un simple chirurgien à l'égard d'un docteur régent de la faculté. Le Paulmier répondit peu courageusement sous le masque d'un compagnon barbier anonyme dans un pamphlet, tenant des propos insultants à l'égard de Paré sans jamais le nommer. Il le traitait pratiquement d'illettré « sachant à peine décliner son nom », d'ignorant utilisant des méthodes nuisibles et d'orgueilleux, qui écrit des livres pour vanter son savoir alors qu'il est bien ignorant.

Quant à Gourmelen, il était fort vexé, ayant publié en 1566 un traité de chirurgie en Latin sous le titre *Synopsis chirurgiae*, qui n'avait pas eu une grande diffusion bien qu'ayant été traduit en Français, alors que les livres publiés par Ambroise Paré en 1572 et 1575 connaissaient un franc succès. Tout cela provoquait d'autant plus de jalousie, que le chirurgien s'était enhardi à traiter de sujets qui relevaient alors exclusivement de la médecine. Alors ! Publiés par un chirurgien et pire encore, un chirurgien qui ignorait le latin. C'était inadmissible !

L'ascension de ce barbier ignorant le latin devenu chirurgien du roi, donc admis à la cour, recevant des chirurgiens visiteurs venus de France et de divers pays européens, qu'il loge en sa grande demeure donnant sur la rue des Augustins d'où il va au Louvre à pied, agace beaucoup de monde. Les médecins de la faculté qui savent le latin et sont détenteurs de la vérité, mais aussi les chirurgiens qui sont jaloux de son succès. Qu'il publie ses livres en français les agace. Outre que cela est le signe d'une culture insuffisante, c'est une pratique contraire aux intérêts de la profession. Tous sont très attachés au latin parce que le latin permet le secret. Le savoir dont ils sont détenteurs leur procure un avantage considérable sur le public qui ne comprend mot à leur charabia. En se transmettant des recettes ou des techniques de père en fils, ils assurent la prospérité de la famille. En parlant un jargon incompréhensible, ils se grandissent, ils impressionnent et ils protègent leurs intérêts. Et voilà que ce barbier diffuse la connaissance en français !

Depuis l'admission du chirurgien du roi à la confrérie de Saint Côme, les inimitiés n'apparaissaient pas au grand jour, mais la jalousie guettait, tapie dans l'ombre et maintenant elle resurgit.

En 1562, on tentera même d'empoisonner Ambroise Paré. Il dîne avec une compagnie de médecins et de chirurgiens. La viande est bonne, mais le chou a un drôle de goût. Paré comprend immédiatement. Il se lève, quitte la table, se rend aux cuisines, boit un grand bol d'huile et vomit tout ce qu'il peut. Puis il boit du lait de chèvre, réputé pour ses vertus antipoison et il échappe encore une fois à la mort.

Elu doyen de la faculté en 1574, Gourmelen décide donc de se venger de son précédent échec. Il va attaquer le chirurgien du roi sous le prétexte de défendre les droits et prérogatives de la faculté, en se fondant sur un arrêt datant de 1535, qui établissait l'interdiction de publier aucun livre de médecine sans l'approbation de la faculté. Or, dans ses œuvres Paré traite de certains sujets considérés comme de « hauts points de philosophie et de médecine » tels que « des éléments, des humeurs, des facultés, des actions, ou des esprits ». Il tombe donc sous le coup de cet arrêt.

On lui reprochait aussi d'avoir traité dans son livre sur la génération, du sperme, du sang menstruel et de la conception. Autant de sujets qui relevaient de la compétence exclusive de la faculté et qui ne devaient pas être portés à la connaissance du public non lettré. Qui plus est, il se permettait de proclamer que la chirurgie « pour son antiquité, nécessité, certitude et difficulté, outrepasse la médecine ». Suprême insolence !

Pire, on allait le poursuivre pour atteinte aux bonnes mœurs et il ne l'avait pas volé, écrivant dans le chapitre *de la manière d'habiter et de faire génération* :

« L'homme étant couché avec sa compagne et épouse, la doit mignarder, caresser et émouvoir, s'il trouvait qu'elle fut dure à l'esperon, et le cultiveur n'entrera dans le champ de Nature humaine à l'étourdi, sans que premièrement n'ait fait ses approches, qui se feront en la baisant et lui parlant du jeu des dames rabattues, aussi en maniant ses parties génitales afin qu'elle soit aiguillonnée et titillée, tant qu'elle soit éprise des désirs du mâle et que l'eau lui en vienne à la bouche, afin qu'elle prenne volonté et appétit d'habiter et faire une petite créature de Dieu, et que les deux semences se puissent rencontrer ensemble ; car aucune femme n'est pas si prompte à ce jeu que les hommes. Et pour encore avancer la besogne, la femme fera une fomentation d'herbes chaudes, cuites en bon vin ou malvoisie à ses parties génitales et mettra pareillement dedans le col de la matrice un peu de musc et civette ; et lorsqu'elle sentira être aiguillonnée et émue, le dira à son mari, et donc se joindront ensemble et accompliront leur jeu doucement, attendant l'un l'autre faisant plaisir à son compagnon… »

Gourmelen porta donc plainte auprès du parlement et le parlement rendit un arrêt le 14 juillet 1575, statuant que l'ouvrage devrait être remis à deux conseillers pour en faire rapport à la cour. Cependant l'affaire en resta là et le livre parut. Soit que la faculté prit finalement le parti de ne pas poursuivre contre un conseiller du roi, ou que plus simplement, Paré usât de son influence auprès du roi, dont il avait l'oreille.

A cette époque, il n'avait pas contre lui que la faculté. Les chirurgiens de Saint Côme qui s'étaient honorés de sa présence en leur sein quelques années auparavant, lui reprochaient à présent d'avoir mis la connaissance de la chirurgie à la portée de tous, et d'avoir ainsi dévoilé ce qui faisait leur puissance et assurait leurs revenus. Pierre Pigray lui-même, son ancien élève, se prononçait contre la ligature des vaisseaux dans l'amputation. Alors en 1579 Paré riposte en fustigeant les vues étroites et égoïstes des chirurgiens dans la deuxième édition de son œuvre.

*

N'ayant crainte de combattre les idées reçues, en 1582 le chirurgien des rois, parvenu au faîte de sa gloire, publie le *Livre de la licorne*, dans lequel il met en cause la croyance en l'efficacité de la corne de licorne et de la mumie.

C'est sur le conseil du seigneur des Ursins qu'il a écrit ce livre. Un jour de 1580, le conseiller d'État ayant fait une mauvaise chute de cheval souffrait d'un volumineux hématome. Paré appelé à son chevet, ayant chevauché jusqu'à Ermenonville malgré ses 70 ans, évacua la poche de sang par des incisions et retourna suivre le blessé dans les jours qui suivirent. Il eut alors l'occasion à plusieurs reprises de s'entretenir avec le conseiller, qui était très intéressé par le savoir du célèbre chirurgien.

Comme le seigneur des Ursins s'étonnait de ne pas avoir été traité par la mumie, alors qu'on en donnait à tout le monde et pour tous les maux, Paré lui expliqua ce qu'il pensait de la mumie, comme aussi de la corne de licorne, qu'il tenait toutes deux pour des supercheries. A la suite de ces explications, Monsieur des Ursins conseilla à Paré de publier un livre afin de faire connaître la vérité sur ces deux croyances, bien ancrées dans toutes les couches de la société, au point que les médecins se sentaient obligés d'en prescrire, même si certains partageaient probablement l'opinion du chirurgien.

On attribuait en effet des qualités médicinales extraordinaires à l'os de cet animal mythique qu'était la licorne, ainsi d'ailleurs qu'à la mumie. La mumie avait rapport évidemment avec les momies de l'antiquité égyptienne et avec d'autres corps momifiés qui avaient pu être découverts çà ou là. Leur conservation exceptionnelle tant d'années après la mort, associée aux croyances, au goût pour le surnaturel et le miracle et à l'attrait de l'exotisme, expliquent la force de cette croyance. La mumie était censée être de la poudre de momie, ou encore une sorte de liqueur qui s'en écoulait, provenant du bitume et des drogues utilisées pour embaumer les corps. C'était plus souvent une banale poudre quelconque vendue par des charlatans, quand ce n'était pas du jus de cadavre. Un médecin ami de Paré, nommé Guy de La Fontaine, avait visité à Alexandrie une véritable fabrique de mumie tenue par un commerçant juif. Il y avait là 30 ou 40 corps de pauvres gens de basse extraction ou d'esclaves, en cours de traitement par la poix et autres substances, pour fabriquer la mumie destinée à être vendue en Europe, et le commerçant juif avait ri aux éclats de l'usage qu'en faisaient nos compatriotes.

Certains la fabriquaient même en France, se procurant des corps au gibet, les découpant en morceaux, les badigeonnant de poix et recueillant le jus qui en coulait. Du véritable jus de cadavre mêlé de poix ! Paré avait constaté que la mumie ne changeait rien au cours de la maladie, quand elle ne l'aggravait pas, provoquant des troubles digestifs, qui devaient être d'autant plus sévères que la mumie était de fabrication plus récente et plus fraîche.

La poudre de corne de licorne était encore plus précieuse ; elle se vendait à prix d'or. Ici encore la foi en l'efficacité plongeait ses racines dans la mythologie et les croyances écrites depuis des siècles sur cet animal imaginaire. Dans la pratique, si l'on était riche on réclamait d'être soigné par la poudre de licorne et si l'on était très riche, si l'on était un grand de ce monde, on pouvait se payer le luxe de tremper un morceau de corne de licorne dans ses boissons pour dépister un éventuel poison, car on était alors plus exposé à être empoisonné que le vulgaire. S'il y avait du poison, la corne de licorne était supposée se mettre à fumer. En pratique, la poudre était probablement le plus souvent de la poudre d'os et la licorne était au mieux une dent de narval comme les pêcheurs en ramenaient quelquefois.

Paré ne croit pas à ces sornettes, il le dit et il l'écrit. Il montre au seigneur des Ursins que si l'on met un fragment d'os sec dans de l'eau, il s'en dégage des bulles formées par l'air emprisonné dans la matière poreuse. Il avait fait d'autres expériences qui avaient confirmé son opinion : un petit animal auquel on donnait du poison puis de l'eau contenant de la licorne mourait, car contrairement à ce qui était attendu, il n'était pas protégé contre le poison. On prétendait aussi que si l'on traçait sur une table un cercle avec de l'eau à la licorne et que l'on plaçait un animal venimeux comme un scorpion ou un crapaud au centre du cercle, l'animal venimeux mourait. Mais Paré avait vérifié que cela ne se produisait pas.

Il lui cita aussi le cas d'une marchande du Pont-au-Change qui vendait de la licorne et qui, par mesure de charité, avait un récipient plein d'eau dans laquelle trempait un morceau de corne de licorne, qu'elle donnait gratis à ceux qui ne pouvaient s'offrir l'os miraculeux intégral. Un jour, une pauvre femme vint lui en demander pour son enfant qui était malade. Comme le contenu du vase était épuisé et que la pauvre femme suppliait avec insistance, la marchande prit de la banale eau de la Seine dans le pot où elle gardait l'eau livrée par les marchands d'eau pour boire, et lui en donna en place d'eau de licorne. Deux jours plus tard, la pauvre femme vint la remercier chaleureusement pour la guérison de son enfant. La marchande avait inventé le placebo avant l'heure.

Quelques mois après la sortie du livre de Paré, est publiée une réponse à son discours de la licorne. Encore une fois, l'auteur est anonyme, mais il est mentionné que le livre est « vu et approuvé par Monsieur Grangier doyen des écoles de médecine ». C'est donc bien une critique officielle. L'auteur conteste évidemment la thèse de Paré et ajoute « Paré mon ami, quand vous exercez la chirurgie le peuple fait cas de vous, mais sortant les bornes de votre profession pour censurer les médecins et apothicaires, les petits enfants s'en moquent ».

Et, argument suprême, l'auteur faisant référence à une corne de licorne conservée à la basilique de Saint-Denis, dont le roi avait refusé cent mille écus tant il y accordait de valeur, dit que nier ses effets revient à faire offense au roi. L'argument spécieux fait office de démonstration scientifique.

Après la polémique sur la mumie et la licorne, les attaques de Gourmelen reprirent contre le vieil homme qu'il croyait à bout de forces. Son édition précédente ayant eu peu de succès, Gourmelen publia en 1580 trois nouveaux livres de chirurgie. Profitant de l'occasion et comptant peut-être sur le grand âge de celui qu'il détestait, Gourmelen rédigea un chapitre dans lequel il critiquait la ligature des vaisseaux sanguins dans les amputations, qui était une des deux grandes innovations que l'on devait à Paré.

Cette fois le vieux lion blessé riposta fermement dans la quatrième édition de ses œuvres complètes publiée en 1585, cinq ans avant sa mort. Réfutant les arguments de Gourmelen, il fit état de son expérience, de sa présence sur les champs de bataille pendant plusieurs décennies, du temps qu'il avait passé sur le terrain à panser et à amputer, alors que son contradicteur n'avait jamais quitté sa chère faculté et parlait de choses dont il n'avait pas l'expérience.

Gourmelen répondit aussi peu courageusement que Le Paulmier, en publiant au nom d'un de ses élèves, un texte injurieux, qualifiant Paré d'ignorant, dont « l'extrême ignorance est voilée d'un beau titre de chirurgien du roi ». A l'en croire, nombre de chirurgiens refusent sa ligature des vaisseaux, « mais ce serait travailler en vain que de vouloir apprendre à un vieil chien à aller en laisse ».

Dans sa riposte Paré ne ménage pas son vieil ennemi qu'il qualifie à plusieurs reprises de « petit maître », exprimant sans vulgarité le mépris de celui dont la connaissance est fondée sur l'expérience et le vécu, la sagesse et le savoir, contre la croyance et la mesquinerie.

10. La peste

Retrouvant ses esprits, Ambroise a la surprise de voir debout, à son chevet, ses amis, Hilaire de Briou le maître apothicaire et épicier, Jacques Lustin le marchand de drap et Antoine de la Rue le tailleur, qui sont tous établis à l'entrée du pont Saint-Michel et chez lesquels il se rend souvent pour bavarder.

— Bonjour Ambroise ! Nous nous sommes dit…
— Ah mes Amis, ne dites rien ! Que je suis aise de vous voir ! Votre présence m'est d'un grand réconfort.
— Bonjour Ambroise, je vous ai apporté quelques-unes de mes herbes aromatiques de la meilleure qualité qui soit en ma boutique et du camphre. Sentez ! Dit Hilaire en approchant du nez du malade deux sachets en papier.
— Hum ! Cela me fait frais dans le nez et remonte jusque dans la tête ! Merci Hilaire !

Jacques défait un gros paquet :

— Moi je vous ai apporté une belle pièce de lainage, qui posée sur le lit vous tiendra bien chaud.
— Merci mon cher Jacques. Elle me sera très utile, car je frissonne souvent. C'est une délicate attention ! Merci beaucoup, mon Ami.
— Et moi un bon bonnet pour la tête ! Dit Antoine s'approchant à son tour.
— Il va m'être utile aussi pour la même raison. Le mien est un peu décati ! Merci mon cher Antoine. Je ne suis pas sur de revenir dans ta boutique me faire tailler un pourpoint !
— Mais oui ! Le beau temps reviendra bien et avec lui tout ira mieux !

— Tu verras, dans quelques semaines l'hiver perdra de sa rigueur, la neige aura fondu et tu retrouveras tes forces.

— Nous reprendrons nos petites réunions et nos discussions.

— Ah mes Amis ! Comme j'aimerais que Dieu vous entende ! Mais j'ai l'impression qu'il a déjà pris sa décision. Cette douleur au côté qui persiste, ces poussées de fièvre et ce manque d'air ne me disent rien qui vaille.

La discussion se prolonge un peu, mais bientôt Ambroise se remet à claquer des dents, son regard s'embrume, puis ses yeux se ferment et il ne tarde pas à s'évader de nouveau.

Il la revoit la camarde. Elle est revenue ! Elle guette là, dans le coin de la chambre, toujours dans le même coin, à droite de la fenêtre qui fait face au lit, entourée d'un halo de brume rougeâtre, comme si elle était entourée de feu. Elle regarde sa future proie, elle la fixe de ses yeux qui dardent des rayons glacés. Contrairement à sa dernière apparition, où elle se tenait debout appuyée sur sa faux, maintenant elle en a empoigné le manche à deux mains. Elle la tient fermement, de façon menaçante, dans ses doigts osseux, mais elle ne la brandit pas. Pas encore !

Alors, le vieil homme, d'abord effrayé par la seule présence du spectre, qui croyait de prime abord sa dernière heure arrivée, se rassérène. Mais elle, aussitôt, s'entoure d'une foule immonde, propre à terroriser encore plus qu'elle ne le fait par sa seule présence. Des pestiférés !

Le vieux chirurgien les connaît bien. Il en a tant vu, si souventes fois à l'Hôtel-Dieu dans ses jeunes années, à Lyon pendant le voyage du jeune roi Charles en 1565, et en plusieurs autres lieux, alors que la terrible épidémie semblait poursuivre la cour de ville en ville, et encore tout récemment à Paris en 1580. Il en a soigné des pestiférés ! Il a affronté tant de fois la cruelle maladie et il en a même été frappé une fois. Il a eu un bubon à l'aisselle et un charbon au ventre, dont il a gardé une large cicatrice, mais il en a réchappé.

*

Ils sont terrifiants les pestiférés. Leur face, de couleur plombée et livide est hideuse à voir. Le regard égaré de leurs yeux ardents de fièvre, étincelants et rouges, comme pleins de sang et larmoyants, fixe le vague vers on ne sait quelle vision d'horreur. Ils sont enchâssés dans des paupières qui les entourent d'un cercle livide, rouge, brun ou noir, comme si elles avaient été battues et meurtries. Ils tirent une langue sèche, aride, livide et parfois noire, avec des ulcérations dans la bouche et dans la gorge.

Certains sont défigurés par le rire sardonique. Une sorte de rire forcé, figé, effrayant, comparable à la grimace du chien qui retrousse les babines dans une attitude de menace. Il est dû à la rétraction des fibres de la face, tant elles sont desséchées par le manque de sang. Certains ont les ongles qui noircissent, et ce signe est le présage de mort prochaine. Lorsque un ou plusieurs de ces symptômes surviennent il ne faut plus saigner, mais donner des remèdes cordiaux et surtout recommander les malades à Dieu, car on ne peut plus rien pour eux.

Ils se grattent furieusement les pestiférés, car les malheureux ressentent des démangeaisons par tout le corps, comme des piqûres d'épingle ou des morsures de bêtes. Ils respirent mal, ils ont l'haleine courte comme les chiens courants, ils toussent et se tiennent les côtes. Ils crient qu'ils sentent leurs membres froids alors qu'au contraire, tout le reste de leur corps est en proie à une grande chaleur interne.

Ils sont atterrés par les palpitations et les battements irréguliers de leur cœur, dont ils pressentent l'arrêt prochain.

Ils vomissent sans cesse toutes les tripes de leurs corps, rejetant de la bile jaune et verte ou noire comme des selles, et ils jettent par le siège des matières, liquides, gluantes, de diverses couleurs, mais toujours d'odeur fort fétide. Très vite ils cessent de manger, en raison d'une douleur mordante à l'estomac, qui provient des vapeurs vénéneuses que lui envoie le poison de la maladie. Certains même vomissent du sang, alors que d'autres rejettent le sang par le siège ou par la matrice.

Tout leur corps est jaunâtre et parsemé de petites taches et éruptions éparses, du moins au début, avant que n'apparaissent les grandes plaques que forment les charbons. Les taches de pourpre sont des marques semblables à des morsures de puces de la taille de petites lentilles, de couleur rouge, citrine, tannée, azurée, livide ou noire, disséminées sur tout le corps. La survenue de larges taches étendues en plaque à toute une partie du corps, est de mauvais présage, comme les ongles noirs.

Ensuite, apparaissent les bubons qui gonflent les aisselles et les aines et qui déforment le cou, gonflé au point que la tête ne semble plus distincte du corps. Ce sont des bosses tendues et douloureuses, qui grossissent peu à peu et qui finissent par s'ouvrir en une ulcération donnant issue à une sanie malodorante. Les charbons – bubons et charbons sont cousins et se développent ensemble – commencent sous la forme d'une petite pustule maligne et douloureuse, qui grossit rapidement, devient peu à peu noire et qui s'étend en surface parfois de façon considérable. Paré en a vu qui occupent presque toute la moitié du dos. Dans un cas le charbon développé entre les deux clavicules avait rongé la chair et mis à nu tout le cou et la trachée artère. Dans un autre cas le charbon avait détruit la moitié des muscles du ventre et mis à nu l'intestin. On a même vu le poison être si malin que la partie envahie par le charbon peut se détacher d'elle-même du corps, comme un pied devenu tout noir se détacher de la jambe, ou le bras se détacher de l'épaule.

Lorsque Ambroise n'était qu'un jeune apprenti barbier, le gouverneur des dames de l'Hôtel-Dieu, un moine jeune, grand et droit, fort et puissant, fut emporté en trois jours. La fièvre le minait de façon continue, la langue d'abord sèche et rabotée, devint bientôt noire du fait de la chaleur interne qui montait à la bouche, car selon l'expression populaire, « quand un four est bien chaud la gueule s'en ressent ». Il tirait la langue pendante comme un chien, réclamait sans cesse à boire et n'était jamais soulagé.

Paré fit l'autopsie du moine, car on suspectait un empoisonnement. Il trouva un estomac ratatiné avec une croûte de la taille d'un ongle, ce qui lui fit conclure que c'était en fait la peste qui avait tué le moine et non un empoisonnement.

La sueur des malades empeste, tout comme leur haleine. La simple haleine du pestiféré peut provoquer l'apparition subite de pustules avec douleur acre. Un jour, levant les draps d'un malade Paré est saisi par l'odeur pestilentielle qui se dégage de sa sueur et de l'écoulement des apostèmes, au point qu'il est pris de vertige et perd connaissance. Lorsqu'il revient à lui, il a l'impression que la maison tourne et il ne parvient à se tenir debout qu'en s'agrippant à l'un des piliers du lit. Puis ayant repris ses esprits, il éternue à dix ou douze reprises, si fort qu'il saigne du nez. Bien lui en prit, car comme il le pense, c'est ce saignement évacuant les humeurs corrompues qui l'a certainement empêché d'attraper la maladie.

Les malades de la peste souffrent d'une soif inextinguible et réclament sans cesse à boire, du moins tant qu'ils en ont la force. C'est qu'ils brûlent d'un feu interne. Ils se disent brûler comme s'ils étaient dans un feu avec une extrême douleur de tête, de sorte qu'ils ne peuvent jamais reposer ni dormir. C'est au point que certains tombent dans une fureur cruelle, comme frénétiques, s'enfuyant tout nus, se jetant dans les puits et les rivières, ou se précipitant par les fenêtres, alors que d'autres au contraire sont abattus et prostrés. On en a vu se heurter la tête contre les murs à en faire sortir la cervelle. Un prêtre de la paroisse Saint-Eustache hospitalisé à l'Hôtel-Dieu, devenu fou furieux, tua d'un coup de dague plusieurs malades, avant d'être maîtrisé par un chirurgien, qui fut lui-même blessé au ventre et faillit en mourir.

A Lyon, pendant le voyage du jeune roi, la femme d'un chirurgien mort quelques jours auparavant de la peste, qu'il avait contractée en soignant courageusement les malades, perdit l'esprit, jeta son enfant par la fenêtre et se précipita à sa suite. Certains même, bravant la douleur, s'appliquent eux-mêmes le fer ardent sur les bosses, pour en faire sortir la sanie, espérant ainsi guérir en évacuant les humeurs corrompues.

En plus d'être cruelle, cette maladie est une grande traîtresse. Ainsi, il arrive qu'elle semble se rétracter et que le malade paraisse se bien porter, et c'est alors qu'il meurt subitement. C'est ce qui arriva à une demoiselle de la maison de la reine mère – son fameux escadron volant – nommée Mademoiselle de la Mare, alors que lors de son grand voyage, le jeune roi Charles était au château de Roussillon. Elle avait un bubon à l'aine, lequel s'en retourna au dedans, de sorte qu'au bout de trois jours elle ne sentait plus aucun mal hors une difficulté à uriner et on la croyait guérie, quand tout soudain, sans aucun signe prémonitoire, elle rendit l'esprit à Dieu.

La peste est un épouvantable fléau, qui ne détruit pas que les hommes et les femmes, mais aussi tout ce qui constitue la société. Dès son apparition, les villes et villages sont dévastés, les champs abandonnés et le commerce s'arrête parce que les marchands ne veulent pas prendre le risque d'affronter la maladie. Il en résulte que les vivres viennent à manquer, notamment dans les villes, parce que l'on y a accoutumé de vivre au jour le jour, sans faire de réserves. D'abord les prix augmentent, affamant les plus pauvres, puis les réserves s'amenuisent et bientôt il n'y a plus rien à manger pour personne, que les chiens et les chats qui restent, puis les rats et les racines.

C'est qu'en temps normal, les vivres arrivent chaque jour des campagnes environnantes et hormis les cas de siège, on vit sans faire de réserves. Mais lorsque la peste frappe tout soudain, les marchands ne peuvent plus entrer dans les villes parce qu'on ferme les portes. Parfois même, ils risquent d'être tués par la population qui les soupçonne d'avoir apporté la maladie. Surtout les juifs. Donc il font un détour et prennent le large.

A Paris en 1580, les rues habituellement si encombrées étaient désertes, tant à cause du grand nombre de morts, que de la fuite de ceux qui en avaient les moyens, riches bourgeois et notables, au point que l'on pouvait y jouer aux quilles. L'ancien doyen Gourmelen, si fier en temps normal était parti, alors que Paré était resté. Il avait été sollicité par le nouveau doyen Henri de Monantheuil et le prévôt pour rééditer son livre sur la peste, qui fut largement diffusé aux jeunes médecins, et pour organiser la lutte contre le fléau. L'Hôtel-Dieu envahi par les pauvres et les pestiférés étant devenu insuffisant, on voulait construire des bâtiments pour accueillir les malades au village de Grenelle, mais dans l'urgence on se contenta de monter des tentes dans les faubourgs.

*

Les magistrats au début font ce qui est en leur pouvoir, ils s'efforcent de faire tenir les rues propres et n'y souffrir ni fientes ni ordures. Ils font porter les bêtes mortes et tous types d'immondices loin de la ville pour y être enterrés profondément et font aussi tenir propres les puits et les fontaines. Ils font fermer les bains et les étuves, car on sait que la chaleur amollit la peau et dilate les pores, qui ainsi élargis laissent plus facilement pénétrer les poisons. Ils ordonnent d'enterrer le plus vite possible les morts et profondément, afin que les bêtes ne puissent les déterrer. Ils font tuer les chiens et les chats, parce qu'ils peuvent déterrer les cadavres, manger les corps morts et les excréments des malades et ainsi transporter la maladie sans qu'ils en soient atteints. Ils font enfermer les malades dans leurs maisons et n'y envoient que les médecins et apothicaires pour les visiter soigner et nourrir. Ils interdisent de vendre des meubles ou du linge ayant appartenu aux malades. Ils ordonnent de pendre une nappe aux fenêtres des maisons où il y a eu des morts de la peste, afin que l'on s'en tienne écarté et ils font fermer les portes de leur ville pour empêcher l'entrée de gens contagieux, car généralement la peste sévit aussi dans les environs de la ville. Les chirurgiens et ceux qui ont contact avec les malades doivent porter une verge blanche à la main afin que les gens s'écartent d'eux et la ville est illuminée en permanence par les feus que l'on fait brûler partout et où l'on jette des brassées de plantes odorantes pour chasser les miasmes.

Mais bientôt les magistrats quittent la ville pour se mettre à l'abri, car chacun sait que le plus souverain remède pour se protéger de la contamination est de s'enfuir tôt et loin, se retirer en air sain et retourner le plus tard possible si on peut le faire. Il en résulte que la justice alors n'est plus administrée. Les larrons libérés de toute crainte, pillent et volent, entrent dans les maisons, où ils n'hésitent pas à égorger les malades incapables de se défendre, et ils achèvent les survivants de crainte d'être dénoncés. Et lorsqu'il n'y a pas de malades dans telle ou telle maison, ils en enduisent les portes avec de la sanie des apostèmes et des déjections de malades, pour contaminer les habitants et pouvoir alors pénétrer dans la maison lorsqu'ils seront affaiblis. Tant que les magistrats étaient présents à leur poste, les malfrats étaient pendus haut et court, sans procès, mais lorsqu'ils sont partis, la justice n'est plus assurée et les malfaisants s'en donnent à cœur-joie.

C'est ce qui s'est produit en 1565, alors que toute la cour était à Lyon, lors du voyage organisé par la reine mère. Le cortège royal ayant quitté précipitamment la ville pour fuir l'épidémie, ce fut le chaos qui s'installa.

Pour se protéger de la contagion, on enfermait alors les malades dans leurs maisons, les voisins en clouaient les portes et on les y laissait mourir. On a vu ainsi le père et la mère malades, incapables de porter secours à leur enfant dévoré par les mouches. Le père abandonnait l'enfant et le fils abandonnait le père, le mari abandonnait la femme et la femme abandonnait le mari, le frère abandonnait la sœur et la sœur abandonnait le frère. Il est arrivé que les médecins qui portaient secours aux malades, soient poursuivis à coups de pierres pour les tuer comme chiens enragés, car on les accusait de propager la maladie, ayant été au contact des pestiférés. On a vu une mère morte abandonnée, son enfant suçant encore le sein empoisonné. Dès que quelqu'un était frappé il ne trouvait plus aucune aide par crainte de la contagion.

Paré a vu un homme que des gens avec qui il était en litige avaient fait saisir par des voyous et emporter de force à l'Hôtel-Dieu, pour le faire mettre avec les pestiférés. L'homme attaché, se débattait comme un diable, criant qu'il n'avait pas la peste, mais les voyous criaient plus fort que lui qu'il avait perdu la raison et personne ne voulut l'entendre.

Il fut bel et bien couché dans un lit de pestiférés. Il contracta la maladie et il en mourut.

Les catholiques accusaient les protestants de diffuser la maladie en enduisant les poignées de portes de leurs maisons du mélange pestilentiel s'écoulant des apostèmes, et pour cette raison ils les poursuivaient et les tuaient sans pitié. Et lorsque l'on soupçonnait les juifs – toujours suspects, même quand la guerre fait rage entre catholiques et huguenots – d'avoir envenimé le monde, c'est eux que l'on pourchassait.

Guidon rapporte qu'en l'an 1348, la grande Peste Noire fut si sévère que la maladie s'attrapait simplement en conversant ensemble ou même par le simple regard. L'épidémie dura sept mois sans discontinuer. Presque tous en moururent. On mourait sans serviteurs et on était enterré sans prêtre.

Peu échappent à la peste lorsqu'elle sévit dans une ville ou une contrée entière. C'est que la peste est une maladie furieuse, cruelle et pernicieuse, que Dieu envoie aux hommes pour les punir de leurs offenses et iniquités, comme il le fit en son temps aux habitants de la terre d'Egypte. Elle se transmet par l'intermédiaire de l'air corrompu et vicié, lorsqu'il y a multitude de corps morts, d'hommes et de chevaux non ensevelis assez tôt, qui dégagent une vapeur putride et charogneuse, après une bataille meurtrière. Ou encore en été par forte chaleur, lorsque l'air est infesté des méchantes vapeurs provenant des lacs, des étangs bourbeux et marécageux, des eaux croupies, ou des égouts qui ne s'écoulent point. Ou encore, lorsqu'après un combat, les vainqueurs infestent volontairement les puits en y jetant des cadavres, pour ajouter à la détresse des vaincus.

La peste est favorisée aussi par l'altération des humeurs corrompus pour avoir trop bu de vin ou des eaux mauvaises et putrides dans lesquelles se déversent les égouts, où on lave le linge, où on jette des excréments, comme c'est le cas dans les eaux de la Seine en aval des égouts de l'Hôtel Dieu. Ou encore lors d'un siège, lorsqu'il y a famine, lorsqu'on manque de grain et que l'on ne dispose plus que de pain fait de fèves, de pois, de lentilles, de glands, ou de racines, puis des chiens et des chats que l'on tue, ainsi que des rats que l'on chasse.

Preuve que la peste est une malédiction divine, son apparition est précédée de présages divers, comme l'abondance de champignons, de troupes de petits animaux comme araignées, chenilles, papillons, hannetons, mouches, scorpions, escargots, limaçons, sauterelles, grenouillettes, vers et autres semblables qui procèdent de pourriture.

La peste frappe tout le monde, jeunes ou vieux, riches ou pauvres, ivrognes et crapuleux, oiseux ou travailleurs, rois, reines, princes et princesses. Cependant elle frappe plus facilement les jeunes robustes que les vieux, parce que les jeunes ont des vaisseaux plus gros et par conséquent reçoivent plus facilement la vapeur vénéneuse qui pénètre plus vite au centre de leur corps. La peste venant de l'air corrompu les frappe plus parce qu'ils ont les pores plus ouverts.

C'est qu'en effet, l'air pestilentiel pénètre par le nez et la bouche en respirant et aussi par les pores de la peau. Ainsi, il est attiré dans toute la masse sanguinaire et dans les humeurs qui convertissent ce venin en sa qualité vénéneuse. Le tout provoque une vapeur putride, comme si on jetait de l'eau sur la chaux vive, un bouillonnement du cœur et une ébullition du sang appelée fièvre, qui est communiquée à tout le corps par les artères, jusque dans les parties les plus solides que sont les os.

Alors, pour s'en protéger, si l'on n'a pas les moyens de partir, il faut se fortifier le corps en mangeant de la nourriture saine, sans excès, en faisant de l'exercice, en ne buvant pas trop, en appliquant des onguents parfumés qui stimulent le cœur et si besoin par la saignée, qui évacue les humeurs mauvaises.

On fait du feu dans toutes les chambres et on y fait brûler des plantes aromatiques, comme l'encens, la myrrhe, le benjoin, le laudanum, les feuilles de myrte, la lavande, le romarin, la sauge, la sarriette, le serpolet, la marjolaine, les genêts, le bois de pin, ou le clou de girofle et on en parfume les habillements.

On peut aussi garder un bouc en la maison, parce que la vapeur du bouc emplit l'air et empêche de ce fait l'air pestiféré d'y pénétrer.

Par temps chaud il est préférable de cheminer la nuit que par plein soleil, sauf si c'est la pleine lune, car alors le risque est plus grand de contracter la maladie de nuit. En effet, on sait que le bois coupé par temps de lune pourrit.

On prendra soin de ne pas acheter de vêtements ou de lit ayant appartenu à des malades. On évitera de demeurer près des cimetières où les corps ne sont pas enterrés profond comme aux Innocents, car ils peuvent être déterrés par les chiens, ni près des écorcheries, des poissonneries, des tanneries, des teinturiers, des chandeliers, des fripiers, des peauciers et des corroyeurs, dont l'industrie est source de vapeurs méphitiques et fuligineuses. Enfin, on évitera la fréquentation de ceux qui sont au contact des malades, comme les médecins, les chirurgiens, les apothicaires, les barbiers, les prêtres, les gardes, les serviteurs et les fossoyeurs.

Quant aux médecins, il leur est recommandé de se laver tout le corps avec du vinaigre dans lequel on aura fait bouillir des plantes aromatiques ou au moins de s'en laver les tempes, les aisselles, les aines et les parties génitales, comme il faut éviter la compagnie des femmes qui affaiblit l'organisme. On évitera également de se mettre en colère, ce qui provoque l'ébullition du sang et la dilatation des ouvertures et des conduits, par où pénètrent les miasmes.

Les chirurgiens qui sont appelés à traiter des malades de la peste se feront saigner et purger afin de rendre leur corps net et non disposé à prendre ce venin. Ils se feront deux ouvertures, à moins qu'ils n'aient déjà quelque ulcère qui coule, l'une au bras droit, l'autre trois doigts au dessous du genou gauche, partie externe, car on sait par expérience que ceux qui avaient de telles ouvertures n'étaient pas sujets à attraper la peste.

Il leur est conseillé de porter sur le cœur un sachet contenant de l'arsenic pour habituer le cœur au venin, de sorte qu'il y soit moins sensible.

Il doivent se garder de l'haleine des malades et de leurs excréments, qui transmettent la maladie, ne boire ni manger avec eux et, lorsqu'ils les approchent, tenir en la bouche un clou de girofle ou de la cannelle ou une graine de genièvre ou toutes autres choses alexitères, qui emplissent les espaces vides, et empêchent la vapeur pestiférée d'y trouver place.

Puisque le poison est transmis par l'air qui pénètre l'organisme, il faut s'opposer à l'air ambiant. En hiver on fait de grands feux et on change le malade de chambre chaque jour. En été on rafraichit l'atmosphère avec de l'eau vinaigrée, des feuilles de vigne, de cannes, de roseaux, ou encore des feuilles de nénuphar, de peuplier, ou des rameaux de chêne épandus sur le sol. On attache autour du lit des linceuls que l'on arrose d'eau et de vinaigre et on tend de tels linceuls dans la chambre en guise de tapisseries.

On fait brûler divers bois aromatiques, tels que genêt, genièvre, frêne, tamaris, ou encore des écorces d'orange, de citron, ou des épices comme clou de girofle, gomme arabique, ou myrrhe. On les concasse, on les mélange et on les jette sur les braises.

Pour ceux qui sont riches et peuvent se les payer, on peut même faire des bougies en mêlant des substances odorantes à la cire.

Pour évacuer les humeurs corrompus, certains recommandent la saignée pour évacuer le mauvais sang. D'autres la purgation, au motif que ce n'est pas le sang qui est corrompu, mais les humeurs et que la purgation est plus adaptée à l'évacuation des humeurs. Cependant, lors du voyage à Bayonne avec la cour les différents médecins que le chirurgien a rencontrés dans les villes traversées, qui avaient été confrontés à la peste, lui ont dit que presque tous ceux qui avaient été saignés ou purgés étaient morts alors que parmi les autres il y avait eu des survivants. Comme si ces pratiques avaient rendu les malades moins résistants, alors que tout le monde s'accorde à dire qu'il faut saigner ou purger.

Paré est dans le doute. Cependant, il admet que la saignée est nécessaire quand la peste est causée par le vice de l'air avec plénitude de sang et d'humeur, quand il y a grande réplétion aux conduits, que les veines sont pleines et tendues, les yeux et la face enflammés, que le malade crache du sang avec grande pulsation des artères des tempes, douleur au gosier, difficulté de respirer, urines rouges et épaisses.

Il faut alors saigner sans tarder pour aider la nature à se décharger, de peur qu'il ne se fasse suffocation de la chaleur naturelle pour la trop grande abondance de sang, comme la mèche s'éteint en une lampe lorsqu'il y a trop d'huile.

Un autre remède est la friction universelle, un onguent à base de vif argent et de thériaque. Le vif argent est très subtil, il liquéfie les humeurs gras et visqueux, contribue à jeter dehors le venin par la transpiration, les vomissements, le flux de ventre, flux d'urine, flux de bouche et les pustules qu'il provoque. On frotte le corps avec l'onguent, puis on enveloppe le malade dans un drap chaud, bien couvert pour le faire transpirer. On met autour du lit des draps rouges qu'il doit regarder attentivement, ce qui attire la matière vénéneuse du dedans vers le dehors.

Pour les riches, on a mieux que cet onguent : on fend en long le ventre d'un cheval ou d'un mulet vivant, on en ôte les entrailles et on place le malade tout nu dedans ayant la tête dehors, jusqu'à ce que le corps de la bête commence à refroidir. On recommence alors avec un autre cheval tant de fois que nécessaire. On sait que cela marche par expérience comme le rapporte Mathielus au poème VI des Dioscorides, où il déclare que le Seigneur Valentin, fils du Pape Alexandre VI, échappa par ce moyen à la mort, encore qu'il se fut empoisonné en voulant empoisonner certains cardinaux lors d'un festin et qu'il ne s'agissait pas dans son cas de la peste.

Le mal de tête intense est du à l'afflux de sang et de vapeurs putrides qui montent des parties inférieures. Pour le combattre, il faut ouvrir le ventre par les clystères puis pratiquer la saignée à la veine céphalique du côté où la douleur est la plus forte. Si besoin inciser les artères des tempes. On peut aussi provoquer le saignement du nez en se mouchant très fort ou en grattant avec l'ongle l'intérieur du nez, ou encore en le piquant avec une soie de porc tout en faisant garder la tête en bas. On peut aussi utiliser les hémorroïdes pour évacuer du sang. Pour ce faire, on place des ventouses à la face interne des cuisses, ou encore on peut appliquer sur les hémorroïdes des matières attractives comme des oignons cuits sous la cendre, pilés avec de la thériaque, ou carrément en frottant les veines hémorroïdales avec un linge rude ou une feuille de vigne. On peut aussi tout simplement y appliquer les sangsues.

Le saignement peut aussi fort opportunément être spontané, comme ce fut le cas pour Mr de Fontaine, chevalier de l'Ordre du Roi – qui pendant le voyage de Bayonne, avait de la fièvre et des bubons et fut deux jours sans cesser de saigner. Après quoi la fièvre cessa, accompagnée de sueurs et les bubons vinrent à suppurer. Paré fit les pansements et le chevalier guérit.

Le traitement des bubons a pour but de favoriser l'évacuation du venin le plus vite possible. Pour ce faire on place des ventouses avec grande flamme sur le bubon après avoir oint la peau avec l'huile de lis pour l'assouplir. On réitère de trois heures en trois heures et on laisse un quart d'heure, puis on applique un onguent pour relâcher les pores. On fait aussi des fomentations en dehors de la bosse pour favoriser l'évacuation.

On provoque la formation d'ampoules, comme le fait une brûlure, au moyen de mélanges agressifs ou même de flamme, d'eau bouillante, de charbon ardent ou même de cautère. Certains retirent la bosse aux tenailles de maréchal. D'autres la coupent en plusieurs endroits, d'autres y appliquent le fer rougi. Paré conseille de façon moins barbare, de ne procéder à l'évacuation par la lancette que lorsque la suppuration s'est produite pour évacuer le poison.

On peut aussi prendre une poule pondeuse ou une poule d'Inde, lui plumer le cul et y mettre un grain de gros sel afin de le tenir ouvert et maintenir la poule, le cul sur la bosse, après y avoir fait une scarification. Les poules attirent plus efficacement le venin que les ventouses, car elles sont capables de manger des bêtes vénéneuses, comme crapauds et vipères.

On peut aussi appliquer sur le bubon un petit animal vivant fendu en long, tel que volaille, pigeon, petit chien ou chat nouveau-né. Après quoi il faut brûler l'animal ou l'enterrer de peur que les chiens ou chats ne mangent le cadavre et le ramènent à la maison avec le virus.

11. La Saint-Barthélemy

Lorsque le vieux conseiller du roi retrouve ses esprits, c'est à nouveau sa femme Jacqueline qui se penche vers lui, avec à ses côtés ses deux filles, Anne adolescente de quinze ans et Catherine une enfant de neuf ans.

— Ambroise, mon Ami, voyez, vos deux filles sont ici auprès de vous.

Le visage du vieux père s'éclaire d'un sourire :

— Ah mes petites filles! Quel bonheur de vous voir si fraîches et si douces !

— Bonjour Père ! Comment allez-vous ? Disent-elles en mêlant leurs voix et leurs sanglots.

— Bah ! Comme vous voyez. Comme un vieil homme à bout de forces, que Dieu s'apprête à rappeler à lui. Mais, séchez vos larmes, je ne suis pas malheureux ! J'ai eu une vie bien remplie et je crois n'avoir pas trop failli à sa loi. Il me sera bienveillant.

— Ne dites pas cela Ambroise. D'abord parce que vous ignorez les dessins du Seigneur et ensuite parce que cela chagrine vos filles, qui sont déjà bien peinées de vous voir malade.

Jacqueline lui tend une infusion. Le malade n'a pas la force de tenir la tasse, alors elle soutient sa tête d'une main, approche la tasse de ses lèvres et l'aide à boire. Puis il reprend.

— Il n'y a rien à leur cacher. C'est chose naturelle que de quitter ce monde un jour ou l'autre. Je m'en vais retrouver vos deux frères – deux Ambroise, dont j'espérais qu'au moins un devint chirurgien – vos deux sœurs Marie et Jacqueline et aussi les frères et la sœur de votre demi-sœur Catherine – François, Isaac et Madeleine. Tous partis bien tôt, ils sont tous autant de petits anges, qui vont me tenir compagnie là-haut.

— Mais non Ambroise, vous avez parcouru tous les champs de bataille, vous avez échappé à la mitraille, à la faim, aux sièges, à la vipère et à la peste, vous êtes solide comme le roc, vous m'avez encore fait un enfant voilà à peine sept ans !

— Non ma douce ! Cette fois-ci est la bonne. Je le sens et je le sais. La douleur dans le poumon me coupe le souffle et je vois que mes ongles deviennent bleus.

— Et alors, qu'est ce que cela signifie ?

— Cela veut dire que je n'inspire plus assez d'air pour rafraîchir le sang de mes artères et que bientôt l'esprit vital va me quitter. Mais ne soyez pas tristes mes filles, cessez de pleurer. Votre jeune mère prendra bien soin de vous et je la laisse bien pourvue. Toi Anne, je pressens que tu seras bientôt demandée en mariage.

— C'est aussi mon avis, à voir les regards en coin des jeunes hommes de la paroisse, pendant la messe. Et de bons partis ! Ajoute Jacqueline en souriant tendrement.

— Et toi, ma petite Catherine, je te confie la charge de prendre soin des petits oiseaux qui viendront nicher au printemps dans les pots de terre que j'ai mis à leur disposition dans le jardin.

— Oh oui ! Comme vous faisiez chaque année au printemps ! Je le ferai, je vous le promets père !

Catherine sourit. Anne, silencieuse écrase une larme. Ambroise ouvre les bras en grimaçant de douleur. Catherine et Anne s'y précipitent. Elles enserrent son cou dans leurs bras, serrent leurs joues contre les siennes et le père referme ses bras autour de ses deux filles. Il sait que c'est la dernière fois.

Toutes deux sanglotent. Les yeux du vieux père brillent d'humidité à la lumière des flammes. Il les ferme et il rejoint son nouveau monde, qui est le monde de son passé.

Cette journée du 23 août 1572 a été une journée singulière. Depuis l'attentat contre l'amiral Gaspard de Coligny perpétré la veille, l'atmosphère a changé. Jusque là, les gentilshommes huguenots venus en grand nombre dans la capitale, avec femmes et enfants, mais aussi avec des armes et des soldats, pour les festivités du mariage entre Marguerite, la sœur du roi Charles et son cousin Henri, le roi de Navarre, déambulaient dans les rues, bruyants et démonstratifs, parlant fort avec leur accent rocailleux. Aujourd'hui, après avoir gesticulé dans la rue, notamment autour de la rue de Béthisy, le soir venu ils sont tous rentrés à leur logis, ayant renoncé à leurs festivités quotidiennes. Sitôt que la nuit tombe les rues sont désertes.

Tout a commencé avec ce mariage contre nature. La reine-mère Catherine voulant à tout prix que le royaume retrouve la paix, était persuadée que le mariage entre le jeune roi de Navarre, huguenot, et la sœur du roi, catholique, était la meilleure solution, alors que d'autres comme les Guise considéraient que la seule solution était d'éradiquer totalement par la force la religion réformée. Les mariages sont pour Catherine un outil diplomatique. Elle avait œuvré envers et contre tous, elle avait négocié âprement avec Jeanne d'Albret, la mère d'Henri, farouche protestante. Elle avait fini par obtenir son assentiment et ce contre l'avis des catholiques, des Guise, du roi d'Espagne et du Pape.

Le 18 août, les rues de Paris étaient richement décorées, mais il avait fallu improviser un protocole inédit pour un mariage entre une catholique et un protestant. La mariée, conduite par Monsieur, son frère le duc d'Anjou, vêtue d'une somptueuse robe blanche ornée de perles et de pierreries, les épaules couvertes d'un grand manteau bleu avec une longue queue portée par trois princesses, escortée de la famille royale, était arrivée sur l'estrade qui avait été montée sur le parvis de Notre Dame, sortant de l'évêché où elle avait passé la nuit. Henri tout en noir, accompagné de Condé et Coligny, contre lesquels on n'avait cessé de guerroyer jusque-là, était arrivé de l'autre côté. L'union avait été célébrée sur l'estrade, puis la princesse et le roi de Navarre étaient entrés dans la cathédrale, mais celui-ci en était ressorti aussitôt, suivi de ses témoins. Après la cérémonie, tous s'étaient retrouvés au Louvre où les festivités avaient duré trois jours.

La plupart des catholiques étaient furieux, le clergé et les chefs du parti catholique, le duc Henri de Guise notamment, qui considérait que Coligny était le responsable de l'assassinat de son père et qui avait décidé de venger sa mémoire, attisant leur ressentiment. La populace criait des gros mots, la disette aidant les rues pullulaient de miséreux, et même les magistrats n'avaient pas tous honoré la cérémonie de leur présence. Loin de garantir la paix, cette union ne faisait qu'exacerber les haines.

Hier matin en effet, alors que l'amiral sortait du Louvre, ayant accompagné le roi au jeu de paume à la sortie du Conseil, et se rendant à pied à l'Hôtel de Rochefort, rue de Béthisy où il réside étant à Paris, à peu de distance du Louvre, il est blessé par un coup d'arquebuse. C'est en marchant dans la rue de la Poulie accompagné de quelques gentilshommes de sa maison, qu'il a été frappé. Une balle a déchiqueté l'index de la main droite, l'autre a pénétré dans le bras gauche. Par chance il s'était baissé pour rattacher sa chaussure au moment où le criminel a tiré, sans quoi il n'aurait peut-être pas eu la vie sauve.

Le coup est parti d'une maison proche. Les gentilshommes se précipitent et trouvent une arquebuse encore fumante dans la maison du chanoine de Villemur – un proche des Guise –, mais le tireur a pu prendre la fuite par la porte de derrière. Le vieux capitaine rentre chez lui à pied, soutenu par ses gentilshommes, mais sans proférer la moindre plainte.

Paré avec qui il entretient des liens d'amitié est appelé à son chevet. L'index de la main droite n'est plus rattaché à la main que par quelques lambeaux de chair, et une balle est allée se loger dans le bras gauche. Le chirurgien ne peut que sectionner proprement le doigt, recoudre la peau pour couvrir l'os de la phalange restante et poser un pansement. Après quoi il entreprend de rechercher la balle dans le bras gauche. Il agrandit l'orifice d'entrée au scalpel, il fouille dans la plaie avec des sondes métalliques, afin de localiser le corps étranger, et lorsqu'il perçoit le contact métallique il introduit une pince à bec de corbin, avec laquelle il va saisir solidement la balle et la retirer des chairs sanglantes et meurtries.

La chose est plus aisée à dire qu'à faire. Le chirurgien doit s'y prendre à plusieurs reprises pour que la balle ne glisse pas des mâchoires de la pince et se laisse enfin extraire. Le vieux capitaine serre les mâchoires sur une serviette roulée que Paré a placée entre ses dents et agrippe les accoudoirs de son fauteuil si fort que ses doigts en deviennent tout blancs, mais il ne bronche pas. Sa fierté ne le souffre pas.

Ayant opéré, le chirurgien prépare un mélange de jaune d'œuf, huile rosat et térébenthine dans un bol, dont il verse le contenu dans la plaie, puis il pose un bon bandage.

Les principaux chefs huguenots, Henri de Navarre, le jeune marié et Condé sont accourus. On refait la toilette de l'amiral, on change sa chemise, on rajuste sa chevelure et ses vêtements et on l'aide à se replacer fièrement dans son fauteuil d'apparat, car le roi a fait savoir qu'il va venir lui rendre visite.

Charles IX arrive bientôt entouré des plus hauts membres de son conseil, dont son frère le duc d'Anjou et la reine-mère. Le jeune roi dit au vieux capitaine, pour lequel il a tant d'affection et d'estime qu'il le nomme parfois « mon père », combien il est peiné de ce qui vient d'arriver et qu'il fera tout pour trouver le coupable et le faire châtier. Il mérite la roue. Le roi propose à l'amiral d'être transféré au Louvre, ou encore au château de Vincennes où il sera encore plus en sécurité. Coligny décline poliment l'offre. Alors le roi promet de faire garder la maison par une cinquantaine de gardes armés et de donner l'ordre aux habitants des maisons voisines de les céder aux huguenots qui pourront ainsi se rapprocher de leur chef blessé.

Bien que la blessure n'engage pas le pronostic vital, du moins dans l'immédiat sauf si la gangrène survient, le chirurgien reste auprès de son illustre client, afin de pouvoir le soulager de la douleur en cas de besoin. Outre que Coligny est un grand du royaume et un proche du roi, c'est un ami de Paré. D'ailleurs les ennemis du chirurgien, jaloux de son ascension, font courir le bruit qu'il est huguenot. Restent aussi le pasteur Merlin, le capitaine d'Ydet, le maître d'hôtel Labonne, l'interprète allemand Müss, quelques serviteurs et quelques soldats.

On discute pour décider de la meilleure conduite à tenir. Certains sont partisans de rester, considérant qu'il sont assez nombreux dans la ville pour se défendre en cas d'attaque, d'autres sont partisans de partir tant qu'il en est temps et d'autres encore voudraient venger immédiatement l'agression. Cependant, Coligny, blessé et fatigué, ayant perdu beaucoup de sang, décide de rester au moins pour la nuit. Navarre et Condé repartent au Louvre, où ils logent.

Vers dix heures Paré va prendre quelque repos. Il emprunte un escalier dérobé qui part d'un coin de la chambre pour se rendre à l'étage du dessus. Au dernier étage de la maison, sous les toits, le chirurgien s'installe tout habillé sur un lit de camp, dans une petite pièce mansardée où trois gentilshommes sont déjà installés. Ils n'ont ôté que leurs bottes, ils sont tout habillés et chacun garde son épée au pied de son lit.

Ambroise ne parvient pas à trouver le sommeil. La chaleur est étouffante et il est inquiet. Son esprit divague, passant de l'attentat à l'ambiance inclassable de cet après-midi dans la ville, à la tension contagieuse de Coligny et des gens de sa maison, que renforce encore le calme inhabituel de la rue.

Il y a aussi tous ces signes venus du ciel qui ont animé les conversations, autant dans les échoppes du pont Saint-Michel qu'à la cour depuis plusieurs semaines. Les tremblements de terre, les orages effroyables, les tempêtes de grêle dévastatrices, les maisons qui se sont effondrées, les mauvaises récoltes dues aux deux hivers anormalement rigoureux suivis de deux étés de sécheresse, responsables de famines. Autant de punitions célestes que Dieu nous darde pour l'incurie des hommes.

Et cette bête cruelle qui a sévi l'an dernier dans les environs de Provins et de Troyes, qui dévorait les enfants et les femmes qui osaient s'aventurer seuls dans les rues la nuit. Et ce loup-garou tué à Dole dans le Jura. Et ces jumeaux mâles qui sont nés l'an dernier attachés l'un à l'autre par les parties honteuses. Et ces enfants que l'on a trouvés horriblement éventrés par on ne sait quel homme ou quelle bête féroce. Et cet homme qui a mangé son propre enfant, sans que l'on ait pu savoir s'il l'a tué pour le manger, ou s'il l'a mangé étant mort. On n'en a retrouvé que la tête.

Il y a eu aussi ces grandes lueurs dans la nuit, que beaucoup ont affirmé avoir vues, cette comète merveilleuse dont la chevelure a illuminé le ciel pendant plusieurs nuits de suite, ou encore ce jour de la Saint-Michel 1571, où le soleil a disparu pendant de longues minutes, faisant frissonner tout le monde.

Et cette multiplication des sorciers et sorcières, dont on dit qu'ils seraient à présent plus d'un millier dans le royaume, que l'on reconnaît à la marque du diable qu'ils portent sur la peau. On en a brûlé deux en place de Grève au mois de février – un sorcier et une sorcière.

Voilà des mois que les prédicateurs clament en chaire que de grands malheurs nous attendent si nous ne changeons pas nos comportements, que l'hérésie, le blasphème, l'impudeur, la débauche et toutes sortes de vices qui nous éloignent de sa loi, vont irriter le Seigneur, susciter sa colère et provoquer la punition divine.

Ambroise est soudain tiré de son demi-sommeil par un bruissement d'ailes dans la chambre. Des frôlements saccadés. Puis dans le contrejour de la fenêtre ouverte il reconnaît la trajectoire hachée, d'une chauve-souris égarée. Mauvais présage !

Cependant, la fatigue aidant il s'assoupit tout de même bientôt. Mais pas pour longtemps. En plein milieu de la nuit vers trois heures, il est réveillé en sursaut par de violents coups frappés à la porte et des bruits de voix. C'est au rez-de-chaussée, mais ils résonnent jusqu'ici. Les trois gentilshommes sautent instantanément de leur lit, s'emparent de leur épée et sortent en courant. Du bas, monte le bruit des meubles que l'on pousse, des cris et des jurons. Paré suit.

Dans la chambre, l'amiral est debout en robe de chambre, les quelques gentilshommes qui l'entourent tentent en empilant les coffres de voyage, de bloquer la porte qui branle sous les coups dont elle est martelée. Le valet apeuré qui a eu le temps d'entrer dit que des soldats on tué Labonne, dès qu'il a ouvert la porte d'entrée.

Alors Coligny, serein, qui a compris que toute défense est vaine :

— Il y a longtemps que je suis préparé à la mort. Vous autres sauvez-vous !

Puis il s'agenouille et se met à prier.

Les gentilshommes comme Paré hésitent. Le chirurgien a bien souvent affronté la mort sur les champs de bataille, mais il n'a jamais tenu une épée. Il n'a jamais combattu, mais il n'a pas peur. Fuir lui fait honte, mais il a compris lui aussi que s'exposer pour l'honneur serait une mort inutile.

Le chef huguenot insiste :

— Vous serez plus utiles à notre cause, vivants que morts. Allez ! Partez par les toits !

Alors le chirurgien reprend l'escalier en sens inverse au moment où la porte cède. Immédiatement un géant hirsute plonge son épée jusqu'à la garde dans le ventre de l'amiral. Les soldats qui l'accompagnent ont tôt fait de tuer les quelques fidèles de Coligny qui ont tenté de se défendre.

Ayant atteint le grenier, Paré s'extrait à la force des bras par une fenêtre de toit, du galetas où il avait passé la nuit, suivi de trois huguenots. Les trois soldats, plus jeunes et plus entraînés que le vieux chirurgien, partent aussitôt en courant sur les toits, alors que lui, hors d'haleine, s'affale pour reprendre son souffle. Bien lui en prend, car il voit les trois silhouettes qui se détachent sur le ciel étoilé, s'affaisser l'une après l'autre sous les coups d'arquebuse tirés par les soldats qui entourent la maison, avant de dévaler la pente du toit et de s'écraser au sol dans un bruit sourd.

Paré restera longtemps ainsi, aplati contre les ardoises du toit, tapi dans l'ombre de la nuit, à observer sans bouger. La rue est envahie par des hommes en armes, les gardes promis par le roi n'ont pas réagi à leur arrivée. Peut-être étaient-ils à la solde des princes catholiques. Paré reconnaît trois grands seigneurs à cheval, le duc Henri de Guise, le duc d'Aumale et le bâtard d'Angoulême. Les trois seigneurs ont la tête levée vers le premier étage visiblement en attente.

Guise appelle : « Besme as-tu fini ? »

Le colosse barbu et hirsute qui a transpercé Coligny de son épée, apparaît à la fenêtre et crie « c'est fait ». Le duc répond qu'il n'y croit pas ; cela se serait fait si vite !

Alors le colosse quitte la fenêtre sans répondre. Il revient peu après, brandissant comme un fétu de paille un homme ensanglanté, qu'il jette par dessus le garde-corps. L'homme n'est pas encore mort. Dans un sursaut désespéré, sans crier, il s'agrippe au rebord de la fenêtre. Besme lui tranche alors les doigts d'un coup d'épée et l'homme tombe face contre terre. Il ne bouge plus. Les seigneurs descendent de cheval. Angoulême lui torche le visage et crie « c'est bien lui, c'est Coligny ! », puis il lui balance un grand coup de pied de mépris au visage. Guise fait de même. Il est vengé de la mort de son père. Puis il donne le signal du départ et les soldats se mettent en ordre de marche.

Alors la sonnerie rapide et haletante du tocsin éclate. D'abord venant de l'église toute proche de Saint-Germain-l'Auxerrois, bientôt reprise de proche en proche par toutes les églises de Paris, leur décalage créant une bruyante et menaçante cacophonie, qui déchire la chape de silence qui écrasait la ville, comme le manteau de chaleur. Aussitôt jaillissent des cris et des vociférations montant de toutes les rues avoisinantes. Des vociférations de fureur et des cris de souffrance, des vociférations de soudards et des cris de victimes, des vociférations d'assaillants et des cris de peur et de douleur se mêlent au tintement obsédant du tocsin.

Puis la foule envahit la rue de Béthisy et c'est la curée. La populace en délire tranche la tête du cadavre de Coligny pour la porter au Louvre. On dépèce le corps, on répand les entrailles sur le sol, on extirpe le cœur, on le brandit, et on disperse les morceaux du corps que l'on exhibe en forme de trophées. Les seigneurs laissent faire et la troupe repart.

Paré est écœuré par la bestialité de ces gentilshommes et de leurs soldats, qui dépasse en cruauté tout ce qu'il a vécu sur les champs de bataille, et par la veulerie des charognards qui dépècent un homme mort et brandissent des morceaux de son corps comme des trophées.

Lorsque le soleil rouge commence à monter au-dessus de la masse vert sombre de la forêt de Vincennes, la foule en délire se disperse pour continuer à assouvir sa soif de sang plus loin. Maintenant à découvert, le vieux chirurgien doit songer à se mettre à l'abri. Marchant prudemment sur les toits, progressant vers les toits les plus bas afin de pouvoir sauter dans la rue, il reconnaît bientôt une maison dont il connaît les habitants. Il a opéré l'homme. Il espère être bien accueilli.

La femme est restée seule à la maison avec les petits, l'homme est avec la foule des massacreurs. Elle explique que la veille au soir le dizenier de la milice parisienne a prévenu tout le monde qu'on allait se débarrasser des hérétiques, que leurs maisons seraient marquées d'un signe et qu'au signal du tocsin on allait les tuer tous. Pour se reconnaître on porterait une croix d'étoffe blanche cousue au bonnet ou à l'épaule et on relèverait la manche jusqu'en haut du bras droit.

Comme Paré craint de sortir et d'affronter la populace en délire, la femme coud une croix blanche à la manche gauche de son pourpoint et il remonte sa manche droite comme elle l'a dit. Puis il part. Il veut rentrer chez lui, rejoindre sa femme et sa fille, avant qu'il ne leur arrive malheur.

Dans les rues le spectacle est effroyable. Des hommes armés d'épées, de piques, de hallebardes, de couteaux, de haches ou de pistolets, investissent les maisons, sortent les habitants désarmés de leur lit, les jettent dans la rue et les massacrent. Les pleurs des femmes et des enfants, les cris des hommes que l'on égorge et les vociférations des massacreurs se mêlant au tintement lancinant du tocsin qui sonne sans relâche.

Ils tuent tout le monde, hommes, femmes, vieillards et enfants. Ils plongent leurs grandes épées dans les poitrines offertes, enfoncent leurs piques dans les ventres, tranchent les gorges, font rouler les têtes et éclatent les petits enfants contre les murs. Les chefs les exhortent au nom de Dieu. Ils ont revêtu sur leur cuirasse un calicot figurant une grande croix rouge sang, qui barre leur dos. A plusieurs reprises ils invectivent Paré qui porte les insignes, mais n'est pas armé et ne semble pas participer à la tuerie. Il se dépêche de s'éloigner craignant de provoquer leur colère ou leur suspicion.

Les hommes attaqués saisissent une arme et tentent de se défendre, mais les assaillants ont l'avantage de la surprise et du nombre. Les milices armées massacrent et la populace termine le travail d'extermination avec ses moyens. Elle désarticule les membres, ouvre les ventres, se vautre dans le sang, empale les têtes sur des piques et brandit haut les cœurs arrachés des cages thoraciques. Les hommes tuent, les femmes injurient, outragent, coupent les nez, les oreilles et les sexes et les enfants jouent avec les têtes. Les rues sont des ruisseaux de sang.

Le massacre va durer une semaine. On continue à assouvir la haine de l'hérétique et la soif de sang. On a pris goût au sang. On jouit de la souffrance d'autrui. On ne fait pas que tuer, on martyrise. On ouvre le ventre des femmes enceintes, on en extirpe le fruit et on le projette contre les murs ou bien on le donne aux petits enfants, qui le trainent par une corde attachée à son cou, comme un jouet. On trempe une petite fille en pleurs, toute nue dans le sang de ses parents égorgés. On a vu une femme enceinte, le ventre ouvert d'un coup de dague, puis défenestrée, son enfant vivant sortant la tête par l'ouverture du ventre.

Les princes ont libéré les plus bas instincts de la populace et la racaille des bas-fonds s'en donne à cœur-joie. On ne tue pas que les hérétiques. Dans la frénésie sanguinaire qui s'est emparée du peuple on tue aussi pour se venger d'un affront, ou par jalousie de la richesse, de la réussite sociale, de la beauté, du bonheur, ou encore simplement pour s'approprier les biens du voisin sans égard pour sa religion. Les gentilshommes aussi rapinent. On tue même des proches pour des motifs sordides. Pour régler un conflit de partage, un libraire fait tuer son beau-frère par des voyous. Un mari qui a échappé aux tueurs en se jetant tout nu dans la Seine et parvenu à rejoindre sur la rive opposée la maison où sa femme a été accueillie par des amis, se voit refuser l'assistance qu'il était en droit d'attendre et il est rejeté dans la rue où il sera massacré.

Longeant la Seine pour atteindre l'île de la Cité et traverser vers la rive gauche, le chirurgien voit les milices et les gardes déverser des tombereaux de corps mutilés dans le fleuve. La surface de l'eau rouge sang est couverte de cadavres qui flottent avant de couler. Il y en a tant qu'on pourrait traverser à pied sec en sautant de l'un à l'autre.

Ceux qui ne coulent pas seront transportés jusqu'à Rouen, envoyant un message de terreur aux huguenots qui tiennent la ville. L'eau du fleuve est tellement souillée qu'on ne pourra la boire pendant des jours.

Le cadavre de Coligny est tiré par les enfants au moyen de cordes attachées au pied et promené dans les rues pendant plusieurs jours. Puis il sera pendu au gibet de Montfaucon par les pieds, car la tête a été coupée.

Arrivé à la maison Paré se terre chez lui, jusqu'à tant que l'on vienne le chercher au crépuscule de cette terrible journée de Saint-Barthélemy, sur ordre du roi, qui affolé par l'événement dont il aura à répondre devant Dieu, cherche quelque réconfort auprès de ses médecins. Les docteurs lui préparent des tisanes et des décoctions, après s'être affrontés en joutes verbales pour savoir laquelle sera la plus propre à calmer le remord et l'angoisse du roi. Le chirurgien écoute le discours désordonné du roi qui exprime ses craintes, son remord et son angoisse. Il craint pour la paix de son âme.

Deux jours après on apprit qu'une aubépine qui était au cimetière des innocents toute sèche, venait de refaire des feuilles et de refleurir. Le roi la fit garder par des soldats, pour éviter qu'on ne la dépouillât de ses fleurs et de ses feuilles miraculeuses. C'était un message divin. Dieu était satisfait qu'on l'ait débarrassé de tant de mécréants. Il approuvait son peuple. Le massacre pouvait reprendre. Il dura jusqu'à la fin du mois.

La camarde qui n'avait pas éprouvé le besoin de se montrer depuis un moment, tant il y avait de morts sur scène, réapparait. Toujours dans le même coin de la chambre. Cette fois elle est seule. Tous les massacrés et les massacreurs ont disparu.

Elle brandit sa faux. Le vieil homme comprend alors que son heure est arrivée. Il la regarde fasciné. Alors elle abat sa faux.

Épilogue

Huit jours après le massacre, une nuée de corbeaux vint se poser sur le pavillon du Louvre, leurs croassements faisant un vacarme sinistre qui donnait froid dans le dos. Le roi ordonna de les chasser à grand renfort de trompes et de gesticulation. Puis, en pleine nuit, Charles IX étant couché fut réveillé par une grande clameur de cris, de plaintes, de gémissements et de hurlements, tels que le roi croyant que les troubles recommençaient, donna l'ordre de faire sortir les gardes pour arrêter le massacre. Mais ceux-ci rentrèrent au palais peu après, disant que la ville était calme. Et la clameur se reproduisit de la même façon sept nuits de suite, troublant grandement le sommeil et la conscience du roi.

Cela ne l'empêcha pas pour autant de poursuivre son œuvre d'éradication de la religion réformée. L'amiral de Coligny mort, fut jugé et condamné, son effigie fut pendue au gibet de Montfaucon, ses armes trainées par un cheval dans la boue, son château de Châtillon fut rasé et sa famille déchue de ses titres de noblesse. Deux de ses partisans qui étaient encore en vie furent soumis à la torture, condamnés et pendus. Leur sacrifice fut donné en spectacle au peuple de Paris en la place de Grève illuminée par des centaines de flambeaux. Le roi accompagné de la cour assista au sacrifice des balcons de l'Hôtel de Ville.

Pendant un an les affrontements entre Charles IX et les huguenots continuèrent. A La Rochelle, dans les Cévennes, à Millau, à Montauban, à Nîmes, en Bretagne, en Aunis et Saintonge, et finalement un accord fut signé à Boulogne en juillet 1573 reconnaissant la liberté de conscience partout et la liberté de culte à La Rochelle, Nîmes et Montauban.

Bientôt Charles fut débarrassé de son frère Henri, qui était élu au trône de Pologne, mais alors ce fut pour apprendre que le frère cadet, François d'Alençon avait pris la tête d'une conspiration contre lui, qui toutefois avorta.

Miné par la maladie, il épuisait ses forces à courir le cerf et le sanglier et à sonner du cor, pendant de longues chevauchées, qui pouvaient durer deux ou trois jours sans qu'il prit plus de repos que quelques heures, avant de tuer la bête avec un épieu ou son grand coutelas. C'était sa façon de conjurer le sort qui s'acharnait sur lui.

Mais la maladie progressait, le puissant corps du chasseur se dégradait, ses muscles fondaient, ses forces s'amenuisaient. Bientôt il eut le souffle court, il crachait du sang chaque jour et il dût s'aliter. Le bruit courait qu'il avait été empoisonné avec de la poudre de corne de lièvre marin. On attribuait évidemment l'empoisonnement à la reine-mère, qui aurait ainsi voulu hâter l'accession à la couronne de son fils préféré Henri.

Charles était tourmenté par le souci qu'il avait de l'avenir du royaume et par le remord qui le taraudait du grand nombre de morts massacrés à la Saint-Barthélemy, dont il se sentait responsable. Paré s'entretenait souvent avec le roi, qui lui dit à plusieurs reprises qu'il était angoissé et que ses nuits étaient troublées par les faces hideuses et couvertes de sang des massacrés qu'il voyait en songe.

Il ne trouvait de consolation que dans la présence silencieuse de sa femme Elisabeth, ou de sa maîtresse Marie Touchet, qui lui avait donné un fils prénommé Charles, qu'il avait fait duc d'Angoulême ou bien souvent de sa nourrice qui tentait de le rassurer en lui disant que ce n'était pas lui le vrai responsable du massacre, mais ceux qui en avaient conçu le projet et qui le lui avaient fait mettre en œuvre.

Bientôt une merveilleuse comète illumina le ciel pendant plusieurs nuits, annonçant la mort prochaine du roi. Il s'éteignit le 30 mai 1574, jour de la Pentecôte et, ironie du sort, fête du jubilée décidé par le Pape Grégoire XIII pour célébrer la Saint-Barthélemy. Agé seulement de 24 ans, il avait régné 14 ans. Paré dit qu'il était mort « pour avoir trop sonné de la trompe à la chasse au cerf ». Il procéda à l'autopsie qui mit en évidence une maladie pulmonaire, probablement la tuberculose, puis il embauma le corps.

La dépouille royale fut placée sous le lit du roi. Un mannequin portant la grande tenue de cérémonie et les attributs royaux, avec un moulage du visage du roi teinté de façon à lui donner bonne apparence, fût placé sur le lit. La cour et le peuple défilèrent pendant des jours avant que le corps fût placé dans un cercueil plombé. L'odeur dans la chambre royale transformée en chapelle ardente était insupportable.

Le frère puiné de Charles, Henri duc d'Anjou, alors roi de Pologne depuis 1573 devient le nouveau roi de France, Henri III. La reine-mère assure la régence du temps que le nouveau monarque voyage pour rentrer en France. Il n'arrive dans son royaume de France qu'en septembre 1574. Il est sacré à Reims le 13 février 1575 et il fait son entrée solennelle dans Paris en liesse le 27.

Paré reste premier chirurgien et conseiller du nouveau roi, mais à 65 ans il n'ira plus sur les champs de bataille. Il consacre son temps à sa profession, à l'écriture de ses œuvres, au combat contre Le Paulmier et Gourmelen et à sa famille. Sa jeune femme lui donne encore quatre enfants, dont une seule fille survivra.

Le vieux chirurgien résiste encore à l'épidémie de ce que l'on appelait coqueluche, suivie de la peste qui sévit en 1580. La vie dans la capitale est aussi troublée de façon permanente par l'opposition farouche du peuple de Paris et de ses échevins au roi. En effet, Henri III est menacé par la Ligue catholique qui lui reproche sa relative mansuétude envers les huguenots et par le duc de Guise, qui se verrait bien à la place du roi, soutenus en sous-main par le roi d'Espagne, qui combat pour l'éradication de la religion réformée et profite aussi de l'affaiblissement du royaume de France par la discorde qui y règne.

Paré vit les harangues des prédicateurs dans les églises et sur les places de la ville, les processions et l'entrée dans Paris le 12 mai 1588 des gardes suisses du roi en réponse à la menace d'enlèvement par la Ligue. Les plus proches stationnent sur le pont et la place Saint-Michel, tout près de la maison des Paré. Tout chirurgien du roi qu'il est, Ambroise craint pour sa famille, car le peuple encouragé par la Ligue, dresse les barricades. Le roi retire alors les gardes suisses et s'enfuit à Chartres et les parisiens enthousiastes fêtent le duc de Guise.

A la fin de l'année, Paré apprend que le roi acculé par la Ligue et les seigneurs de Lorraine, a fait assassiner le duc de Guise par les « quarante-cinq », sa garde rapprochée, dans un guet-apens au château de Blois, puis il a emprisonné et fait exécuter son frère le cardinal.

Il est débarrassé des Guise, mais quelques mois plus tard, le 1er aout 1589, c'est lui qui est assassiné à son tour, au château de Saint-Cloud. Frappé d'un coup de couteau au ventre par le moine Jacques Clément, alors qu'il le reçoit en audience sur sa chaise percée, il mourra dans la nuit de péritonite. C'est la fin de la dynastie des Valois.

Paré n'est pas présent à Saint-Cloud. Il est resté à Paris. C'est son ami Portail qui panse le roi et son élève Guillemeau qui procède à l'autopsie.

Comme Henri III n'a pas eu d'enfants, c'est son cousin, le Bourbon Henri de Navarre, le mari de la reine Margot, qui est l'héritier légitime. Il devient le roi Henri IV. Mais étant protestant il n'est pas reconnu par une partie de la noblesse, par la Ligue, par le clergé et par la plus grande partie du peuple de Paris, farouchement catholique.

Le duc de Mayenne, le frère cadet du duc de Guise, qui a pris la tête de la Ligue, fait alors proclamer roi le cardinal de Bourbon, qui n'est autre que l'oncle d'Henri IV, mais qui est catholique.

*

Le roi légitime Henri IV ne peut entrer dans sa capitale tenue par la Ligue. Il guerroie contre Mayenne en diverses régions de France et autour de Paris, sans parvenir à en franchir les murs. Alors il décide de réduire les parisiens par la faim. D'avril à octobre 1590, Paris assiégé n'est plus ravitaillé.

A la fin de l'été on a épuisé toutes les réserves de grain, on a mangé tout ce que produisaient les jardins en été, on a tué tout type de bétail. Il n'y a plus une vache, une chèvre, un porc, une poule, ou un canard vivant. Puis on a mangé les chevaux, les chiens, les chats, les rats, les feuilles et les racines. Les morts se comptent par centaines chaque jour, les cadavres que personne n'a plus la force de transporter jonchent les rues et trois mois après le début du siège, tout le monde est amaigri et affaibli. Paré comme les autres, malgré sa position.

Un des derniers jours du mois d'août 1590, par une belle journée où le ciel est d'un bleu pur, et où le soleil brille sans être trop violent, le vieil Ambroise Paré sort de sa tanière. S'appuyant sur une canne, maigre, le visage émacié, le vieux notable s'en va doucement profiter du soleil, alors qu'il pressent que bientôt il ne le verra plus briller et qu'il ne sentira plus sa chaleur bienfaisante réchauffer ses vieux os.

Il chemine donc le long de boutiques fermées, d'étals vides et abandonnés au pied desquels sont accroupis les mendiants auxquels il ne sert plus à rien de faire l'aumône, car ils ne trouveront rien à acheter contre la pièce qu'on leur donnerait. Les os de leurs bras et de leurs jambes exposés au soleil, se dessinent sous la peau avec autant de relief que ceux d'une momie, comme ceux de leur face sur lesquels se moule directement la peau sèche et racornie. Par automatisme le vieux chirurgien en lit les détails anatomiques comme il l'aurait fait sur un écorché. Silencieux, ils n'implorent plus le passant que du regard et ils ne tendent même plus leur sébile. Pendant le court trajet qui le sépare du pont Saint-Michel, l'octogénaire croise quelques cadavres gisant sur la chaussée, que l'on tarde à ramasser, car les manouvriers aussi ont été décimés.

Près du pont il voit un attroupement bruyant autour d'un coche richement orné. Tout naturellement il s'en approche. La foule famélique entoure l'archevêque de Lyon, un des chefs de la Ligue. Elle crie et gesticule, réclamant du pain, la levée du siège et la paix. Voyant arriver le vénérable vieillard que tous connaissent dans le quartier pour avoir un jour ou l'autre eu recours à ses soins pour eux-mêmes ou pour un proche, la foule s'écarte et le laisse passer. Le conseiller du défunt roi s'adresse alors au prélat et la foule fait silence.

« Monseigneur, dit-il, ce pauvre peuple que vous voyez ici autour de vous meurt de male rage de faim et vous demande miséricorde. Pour Dieu, monsieur, faites-la lui si vous voulez que Dieu vous la fasse ; et songez un peu à la dignité en laquelle Dieu vous a constitué et que les cris de ces pauvres gens qui montent jusqu'au ciel, sont autant d'ajournements que Dieu vous envoie pour penser au dû de votre charge, de laquelle vous lui êtes responsable. Et pourtant selon icelle et selon la puissance que nous savons tous que vous y avez, procurez-nous la paix et donnez-nous de quoi vivre, car le pauvre monde n'en peut plus. Voyez-vous pas que Paris périt au gré des méchants qui veulent empêcher l'œuvre de Dieu, qui est la paix. Opposez-vous y fermement, monsieur, prenant en main la cause de ce pauvre peuple affligé et Dieu vous bénira et vous le rendra ».

L'archevêque ne répond pas et hâte son cocher de partir sous les huées de la foule. Le siège sera levé en octobre. Paré mourra le 20 décembre 1590. Henri IV n'abjurera que le 25 juillet 1593 et il n'entrera dans Paris que le 22 mars 1594, après de multiples péripéties.

Bibliographie

Paré A. *Les Œuvres de M Ambroise Paré Conseiller et Premier Chirurgien du Roi. Avec les figures et portraicts tant de l'Anatomie que des instruments de Chirurgie, & de plusieurs Monstres.* A Paris chez Gabriel Buon 1575. BNF ; Bibliothèque numérique Gallica.

Malgaigne JF. *Œuvres complètes d'Ambroise Paré, revues et collationnées sur toutes les éditions, avec variantes ; ornées de 217 planches et du portrait de l'auteur ; accompagnées de notes historiques et critiques et précédées d'une introduction sur l'origine et les progrès de la chirurgie en occident du sixième au seizième siècle et sur la vie et les ouvrages d'Ambroise Paré.* A Paris chez JB Baillière, 1840-1841. BNF ; Bibliothèque numérique Gallica.

Dumaître P. *Ambroise Paré, chirurgien de quatre rois de France.* Librairie académique Perrin, Paris, 1986.

Berriot-Salvadore E. *Ambroise Paré, une vive mémoire.* De Boccard, Edition-Diffusion. Paris 2012.

Crouzet D. *La nuit de la Saint-Barthélemy. Un rêve perdu de la Renaissance.* Librairie Arthème Fayard/Pluriel 2010.

Solnon J-F. *Henri III.* Editions Perrin, collection Tempus, Paris 2007.

Bordonove G. *Charles IX. Hamlet couronné.* Pygmalion. Collection Les rois qui ont fait la France. Paris 2002.

Castelot A, Decaux A. *Histoire de la France et des Français au jour le jour. Tome III : 1408 - 1547. Du Moyen-âge à la Renaissance.* Librairie académique Perrin et Librairie Larousse, Paris 1979.

Castelot A, Decaux A. *Histoire de la France et des Français au jour le jour. Tome IV : 1547 – 1643.* Vers la monarchie absolue. Librairie académique Perrin et Librairie Larousse, Paris 1979.

Sciences
aux éditions L'Harmattan

Dernières parutions

BAROMÈTRES, MACHINES PNEUMATIQUES ET THERMOMÈTRES
Chez et autour de Pascal, d'Amontons et de Réaumur
Locqueneux Robert
Cet ouvrage présente à la fois une histoire et une anthologie des travaux de quelques physiciens qui ont conçu et fabriqué des baromètres, des machines à vide et des thermomètres, instruments qui, en leur temps (XVIe et XVIIIe siècles), furent des inventions nouvelles. Les travaux de trois auteurs sont privilégiés : Pascal, Amontons et Réaumur avec une remise en contexte de leurs ouvrages, des événements qui les motivent, des travaux qui les inspirent, des questions qu'ils se posent et des phénomènes qu'ils veulent interpréter.
(Coll. Acteurs de la Science, 21.00 euros, 204 p.)
ISBN : 978-2-343-04995-3, ISBN EBOOK : 978-2-336-37182-5

MILLE ANS D'ASTRONOMIE ET DE GÉOPHYSIQUE
D'Aristote au haut Moyen Âge
De Felice Pierre
Le ciel et la terre sont observés depuis la plus haute antiquité. Ne disposant pas d'instruments de mesure appropriés, les hommes proposent des explications incluant l'action divine ou s'en affranchissant. D'Aristote (IVe siècle avant J.-C.) jusqu'à Isidore de Séville (VIe-VIIe siècles après J.-C.), les auteurs grec, latin, médiéval ont compilé et décrit les connaissances de leur temps sur les astres, les phénomènes atmosphériques et géophysiques en tentant de démythifier le monde qui les entoure. Ce livre illustre aussi le difficile processus de naissance de la connaissance.
(Coll. Acteurs de la Science, 14.00 euros, 128 p., Illustré en noir et blanc)
ISBN : 978-2-343-03816-2, ISBN EBOOK : 978-2-336-36544-2

CE MONDE QUI VIENT
Sciences, matérialisme et posthumanisme au XXIe siècle
Basquiat Jean-Paul - Préface de Paul Basquiat
Le monde qui vient sera ce que nous en ferons. Encore faut-il avoir le courage de regarder l'avenir en face. C'est à cet effort salutaire que cet opuscule invite le lecteur. Appuyé sur les recherches les plus pointues, il propose de décrypter sous tous ses aspects le monde nouveau porté par l'évolution des sciences et des techniques.
(Coll. Questions contemporaines, 10.00 euros, 66 p.)
ISBN : 978-2-343-05055-3, ISBN EBOOK : 978-2-336-36475-9

MANUEL DES PROBABILITÉS OU MATHÉMATIQUES DE L'INCERTAIN

Laloire Jean-Claude - Préface de Michel Delecroix

Ce manuel présente les aspects pratiques de l'analyse des données et les aspects théoriques des probabilités. Cela permet à la fois de comprendre les phénomènes observés, d'en déduire une prévision et ainsi de se projeter vers l'avenir avec un maximum de sécurité. Les méthodes proposées s'appliquent aussi bien aux sciences humaines qu'aux sciences biologiques et médicales et sont mises en pratique à l'aide de nombreux exercices corrigés.

(48.00 euros, 504 p.)

ISBN : 978-2-343-04627-3, ISBN EBOOK : 978-2-336-36043-0

VALEUR (LA) DE L'ESPÈCE

La biodiversité en questions

Lherminier Philippe

Philippe Lherminier est généticien; il propose de s'interroger sans faux-semblant sur la valeur de l'espèce. Que perd-on lorsqu'une espèce s'éteint ? Quelle valeur disparaît ? Il y a de multiples réponses : l'espèce vaut parce qu'elle est utile ou inutile, abondante ou rare, connue ou inconnue, ancienne ou récente, proche ou lointaine, ressemblante ou différente de l'homme, comprise ou mystérieuse.

(Coll. Acteurs de la Science, 13.50 euros, 128 p.)

ISBN : 978-2-343-04141-4, ISBN EBOOK : 978-2-336-35913-7

QUESTIONNEMENTS D'UN OCÉANOGRAPHE

Une immersion dans le monde de la recherche et les questions éthiques qu'elle soulève

Pichevin Thierry

Ce livre décrit de l'intérieur le travail de recherche en océanographie physique de Thierry Pichevin, son contexte, ses méthodes et ses enjeux procurant ainsi au lecteur une immersion dans le quotidien d'un chercheur. D'autre part, il procède à l'analyse éthique rigoureuse des questionnements rencontrés, tout en montrant que tout chercheur peut être confronté à des questionnements comparables.

(22.00 euros, 226 p.)

ISBN : 978-2-343-03444-7, ISBN EBOOK : 978-2-336-35786-7

À L'OMBRE DES FORÊTS

Usages, images et imaginaires de la forêt

Sous la direction de Philippe Billet, Claire Harpet et Jean-Philippe Pierron

Qu'est-ce qu'une forêt ? De quoi sont faites les forêts ? Nous construisons tous une image de la forêt empreinte de vécus et d'imaginaires, procédant d'une accumulation de souvenirs, de connaissances et de représentations médiatiques et institutionnelles. A l'aune d'une prise de conscience de la finitude des ressources naturelles et du changement climatique, il est fondamental de savoir ce que la «forêt» veut dire.

(Coll. Éthique, droit et développement durable, 26.00 euros, 248 p.)

ISBN : 978-2-343-02807-1, ISBN EBOOK : 978-2-336-35819-2

UN BOTANISTE AUTOUR DU MONDE
Afrique, Amérique, Australie
Delange Yves
L'auteur, botaniste, nous invite à la découverte des différents milieux naturels peu connus des Européens, notamment ceux encore peu altérés par la civilisation et caractéristiques de formations extrêmement riches sur le plan de la diversité biologique, tels que les mattorales ou hauts plateaux mexicains, le bush, le veld et le fynbos en Afrique australe, ou encore le mulga, le mallee et la jarrah forest australiens.
(Coll. Biologie, écologie, agronomie, 25.00 euros, 256 p.)
ISBN : 978-2-343-03492-8, ISBN EBOOK : 978-2-336-35415-6

VOYAGES D'UN BOTANISTE EN EURASIE
France, Scandinavie, Italie, Grèce, Japon, Inde, Cambodge
Delange Yves
L'auteur, botaniste, nous présente ici nombre d'espèces végétales, à travers ses récits de voyages, des pays du nord de l'Europe jusque dans la lointaine Asie, avec des séjours dans différents espaces méditerranéens. Il livre également de nombreuses informations recueillies au cours de rencontres avec différentes cultures, concernant les productions agricoles, l'alimentation, les traditions culinaires, mais aussi diverses spiritualités vouées aux cultes de la nature, en Inde et en Extrême-Orient.
(Coll. Biologie, écologie, agronomie, 21.50 euros, 224 p.)
ISBN : 978-2-343-03491-1, ISBN EBOOK : 978-2-336-35416-3

COELACANTHE (LE), UNE ESPÈCE ANIMALE À L'ÉPREUVE DES MÉDIAS
Barrère Florent
Le coelacanthe est l'objet de bien des fantasmes : affaire commerciale dans les îles Comores ; course au «spécimen» naturalisé dans les muséums ; étude anatomique dans le seul but de conforter l'hypothèse du «grand-père de l'Homme»... Devenu à ses dépens vedette médiatique, le coelacanthe s'extraira de ce marasme par un retour à son objet scientifique initial : dans les années quatre-vingt, le coelacanthe est enfin filmé dans son milieu naturel.
(Coll. Champs visuels, 20.00 euros, 192 p.)
ISBN : 978-2-296-99785-1, ISBN EBOOK : 978-2-296-53096-6

RÉSEAUX (LES) DE NEURONES DE LA CONSCIENCE
Approche multidisciplinaire du phénomène
Rollet Guy
Cet ouvrage vise à la compréhension de la conscience. Il apparaît que les neurosciences computationnelles apportent incontestablement des éléments décisifs. Un réseau de neurones original est conçu pour coder une conscience *stricto sensu*, capable de raisonnement et de prise de décision. Celle-ci peut être orientée par les émotions. La capacité d'agir, la composition du Soi et la verbalisation de la pensée peuvent alors être envisagées.
(Coll. Biologie, écologie, agronomie, 25.00 euros, 240 p.)
ISBN : 978-2-336-00597-3, ISBN EBOOK : 978-2-296-51375-4

SCIENCE (LA), SYMPTÔME DE L'OCCIDENT

Le «comment» des impasses de la recherche scientifique occidentale

Thiebert Lawrence

Et si les scientifiques avaient trop compliqué leur processus de démonstration ? Et si la démonstration, peu concluante, s'embourbait simplement parce qu'elle relève en vrai d'un raisonnement paralogique psychiatrique tel que celui que l'on rencontre dans le discours du paranoïaque, discours logique certes mais qui part d'un postulat faux ? Nous sous-entendons ici que cette hypothèse est fort probable.

(Coll. Pensée Africaine, 13.00 euros, 116 p.)

ISBN : 978-2-296-97025-0, ISBN EBOOK : 978-2-296-50278-9

CHERCHEURS, ÉTHIQUES ET SOCIÉTÉS

L'avenir de l'avenir

Patrice Thierry

Peu appréhendée par les décideurs, la biologie conditionnera nos sociétés, les rapports entre les hommes, entre eux et l'environnement. Le monde de la recherche est mal connu, parfois mal aimé ou craint. Il semble donc utile d'instituer un débat pour préciser les objectifs, les moyens, l'information et la vulgarisation, la propriété des résultats et l'appréhension des conséquences de la recherche en biologie.

(Coll. Ethique et pratique médicale, 31.00 euros, 298 p.)

ISBN : 978-2-296-57790-9, ISBN EBOOK : 978-2-296-50418-9

CAMILLE ARAMBOURG. UN PALÉONTOLOGUE, DE L'ALGÉRIE À L'AFRIQUE PROFONDE

Hadjouis Djillali - Préface de Yves Coppens

Depuis les plaines sahéliennes d'Oran à la Vallée de l'Omo en Éthiopie, en passant par les côtes du littoral atlantique, jusqu'au Moyen-Orient, Camille Arambourg aura fait connaître, au cours de ses recherches, non seulement les fossiles de l'Afrique mais également ceux des autres régions du monde. Ce livre retrace le parcours de cet homme qui identifia plus de 230 taxons (familles, genres, espèces) de mammifères et de poissons.

(Coll. Acteurs de la Science, 25.00 euros, 242 p.)

ISBN : 978-2-296-96391-7

SCIENCE (LA), CREUSET DE L'INHUMANITÉ

Décoloniser l'imaginaire occidental

Royer Jean-Marc

En 1610, Galilée promeut un mode de connaissance qui se veut une lecture mathématique de l'Univers. Face à lui, l'Église. Un long combat s'engage alors, lois contre lois. Un siècle et demi plus tard, tandis que naît la fabrique industrielle basée sur le charbon, les philosophes optent pour ces «lumières». Ce savoir qui voulait mettre la subjectivité à distance aura réussi au-delà de toute espérance : c'est l'être humain que la rationalité calculatrice a rendu obsolète.

(Coll. Questions contemporaines, 23.00 euros, 218 p.)

ISBN : 978-2-296-96233-0

L'HARMATTAN ITALIA
Via Degli Artisti 15; 10124 Torino
harmattan.italia@gmail.com

L'HARMATTAN HONGRIE
Könyvesbolt ; Kossuth L. u. 14-16
1053 Budapest

L'HARMATTAN KINSHASA
185, avenue Nyangwe
Commune de Lingwala
Kinshasa, R.D. Congo
(00243) 998697603 ou (00243) 999229662

L'HARMATTAN CONGO
67, av. E. P. Lumumba
Bât. – Congo Pharmacie (Bib. Nat.)
BP2874 Brazzaville
harmattan.congo@yahoo.fr

L'HARMATTAN GUINÉE
Almamya Rue KA 028, en face
du restaurant Le Cèdre
OKB agency BP 3470 Conakry
(00224) 657 20 85 08 / 664 28 91 96
harmattanguinee@yahoo.fr

L'HARMATTAN MALI
Rue 73, Porte 536, Niamakoro,
Cité Unicef, Bamako
Tél. 00 (223) 20205724 / +(223) 76378082
poudiougopaul@yahoo.fr
pp.harmattan@gmail.com

L'HARMATTAN CAMEROUN
TSINGA/FECAFOOT
BP 11486 Yaoundé
699198028/675441949
harmattancam@yahoo.com

L'HARMATTAN CÔTE D'IVOIRE
Résidence Karl / cité des arts
Abidjan-Cocody 03 BP 1588 Abidjan 03
(00225) 05 77 87 31
etien_nda@yahoo.fr

L'HARMATTAN BURKINA
Penou Achille Some
Ouagadougou
(+226) 70 26 88 27

L'HARMATTAN SÉNÉGAL
10 VDN en face Mermoz, après le pont de Fann
BP 45034 Dakar Fann
33 825 98 58 / 33 860 9858
senharmattan@gmail.com / senlibraire@gmail.com
www.harmattansenegal.com

Achevé d'imprimer par Corlet Numérique - 14110 Condé-sur-Noireau
N° d'Imprimeur : 136306 - Dépôt légal : février 2017 - *Imprimé en France*

www.ingramcontent.com/pod-product-compliance
Lightning Source LLC
LaVergne TN
LVHW021212061026
849535LV00008B/2697
* 9 7 8 2 3 4 3 1 1 4 3 4 7 *